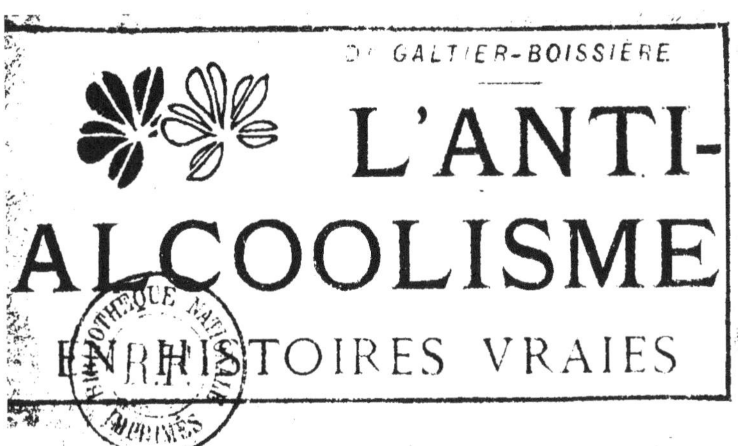

Dᴿ GALTIER-BOISSIÈRE

L'ANTI-ALCOOLISME

EN HISTOIRES VRAIES

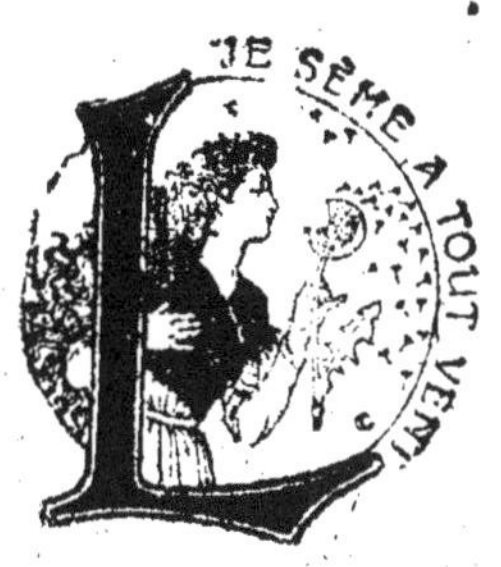

PARIS. — LIBRAIRIE LAROUSSE

MONTPARNASSE, 17. — SUCCURSALE : RUE

ÉCOLES, 58 (SORBONNE

L'ANTIALCOOLISME

EN HISTOIRES VRAIES

L'ANTI-ALCOOLISME

EN HISTOIRES VRAIES

LECTURES, COURTES LEÇONS
rédigées conformément aux programmes officiels.
60 gravures reproduisant des œuvres de maîtres.

PAR LE Dr GALTIER-BOISSIÈRE

MEMBRE DE LA COMMISSION DE L'ANTIALCOOLISME
— OFFICIER DE L'INSTRUCTION PUBLIQUE. ❖❖❖❖

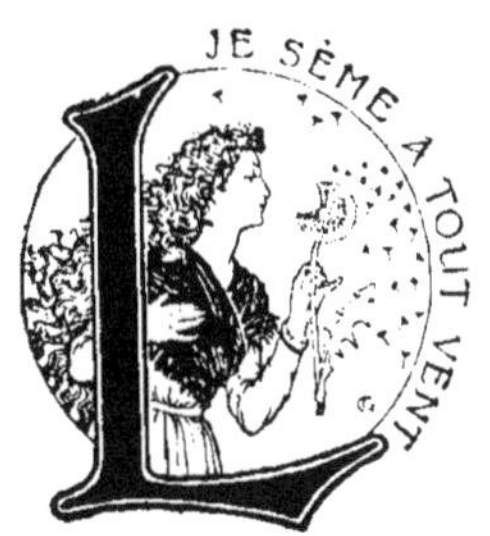

PARIS. — LIBRAIRIE LAROUSSE
RUE MONTPARNASSE, 17. — SUCCURSALE : RUE
DES ÉCOLES, 58 (SORBONNE).

COURTE PRÉFACE

LES *méfaits de l'alcoolisme constituent une des pages les plus tristes de l'histoire contemporaine : il n'est donc que trop facile de les décrire d'après la réalité même.*

Tous les récits contenus dans le présent ouvrage sont vrais; les noms des individus vivant encore ont simplement été modifiés, ainsi que ceux des localités, afin d'éviter des réclamations ; lorsque cet inconvénient n'était pas à craindre, les faits ont été rapportés textuellement.

Chaque récit est suivi d'une petite leçon destinée à fixer dans la mémoire de l'enfant les notions essentielles à retenir, de façon à constituer un enseignement court et précis.

L'illustration consiste en photographies prises sur nature et en reproductions d'œuvres importantes de grands artistes contemporains, auxquels nous renouvelons ici nos remerciements.

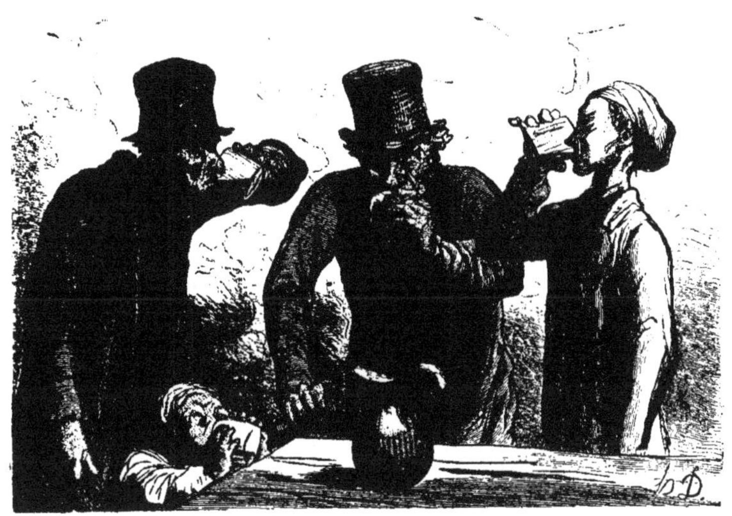

Les Quatre âges du buveur. — Dessin de Daumier.

L'ANTIALCOOLISME

I. — **Les Charliau.**

(L'ALCOOLISME *AVEC* OU *SANS* IVRESSE.)

PIERRE CHARLIAU, cultivateur à Emviller, village situé à quelques kilomètres de Lunéville, était connu dans tout le département comme le doyen des vignerons de la région. Bâti comme un chêne, il avouait quatre-vingt-six ans, mais chacun lui croyait la coquetterie de se vieillir.

« Quatre-vingts ans, disait-il souvent, c'est l'âge mûr. Si j'ai seulement avec moi mes cousins Jacques et Paul Lorrain, qui sont mes cadets de dix ans, ce n'est pas la jeunesse d'aujourd'hui qui gagnera contre nous la partie de boules. » Et, de fait, ces « vieux de chez nous » étaient de magnifiques vieillards se levant tôt, se couchant tôt et, quel que fut le temps, toute la journée occupés à la culture des terres ou à la chasse. Travaillant dur, ils mangeaient ferme, et une bouteille de vin, voire même deux, par jour, ne leur faisaient pas peur.

Ce vin-là, du reste, ne portait pas à la tête : à cette époque, comme aujourd'hui, les vignerons vendaient leur récolte de bon vin, gardant seulement pour eux-mêmes, les années de grande abondance, un petit fût qu'on dégustait dans les grandes circonstances, jours de fête ou réceptions d'amis; le reste de l'année, on se contentait d'une sorte de piquette dosant à peine quatre ou cinq degrés d'alcool et dont on pouvait largement user sans inconvénient. Si même l'ivresse venait à se produire, une gaieté un peu bruyante et quelque vague dans les idées en étaient les seules marques et tout cela ne durait que quelques heures. L'eau-de-vie était presque inconnue et nul ne pensait à en boire autrement que sous forme de grog au début d'un rhume.

« On a l'âge que l'on paraît », répète-t-on souvent, phrase que les médecins complètent en disant qu' « on a l'âge de ses artères ». Pierre Charliau avait de bons vaisseaux sanguins, car, toute sa vie, il avait été sobre et avait fait de l'exercice au grand air, c'est-à-dire qu'il avait mis à exécution les deux principales règles d'une bonne hygiène. Cependant il comptait trop sur son robuste tempérament, et un soir d'hiver où, par hasard, il s'était attardé à jouer aux cartes chez des amis, il prit froid et contracta une fluxion de poitrine. Malgré son grand âge, la lutte fut terrible, car la bonne vie de Charliau lui donnait une résistance très grande contre le mal; il eût probablement été victorieux dans cet assaut avec la mort; mais, pendant sa convalescence, il fit une imprudence qui occasionna une rechute mortelle.

◆

Le bon agriculteur laissait trois enfants nés d'un second mariage, alors qu'il n'était déjà plus jeune. L'aîné, Paul, se trouvait, au moment de la mort de son père, à Madagascar, où, en qualité d'ingénieur, il étudiait depuis

plusieurs années le tracé d'un chemin de fer. C'était à la
fois le savant et le richard de la famille. Veuf et sans enfants, il écrivit à ses frères de se partager l'héritage, à la
condition que chacun d'eux prit l'engagement de lui
verser une rente annuelle. Le cadet, Jean, n'avait jamais
quitté la ferme et continua l'exploitation, abandonnant
au plus jeune frère, François, les titres, les billets de

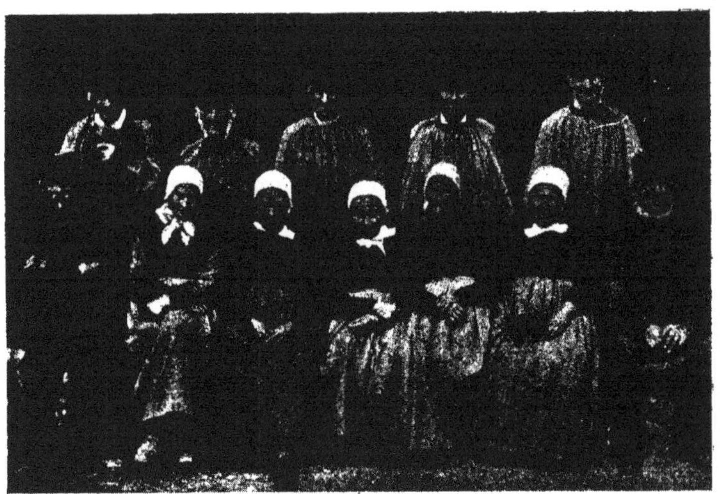

Les « vieux de chez nous », buveurs de vin, ennemis de l'eau-de-vie.

banque et les rouleaux d'or qui représentaient la moitié
de la fortune. Ce dernier habitait Nancy, où il avait créé
une maison de gros pour les vins de Lorraine. Il passait
sa vie dans sa voiture à courir les grandes routes pour
acheter les récoltes et placer ses produits chez les débitants en détail et chez les particuliers.

Les deux frères s'entendaient parfaitement; l'été, la
famille de François allait passer les grandes chaleurs à
la ferme, et, à son tour, la famille de Jean venait fêter
la Noël et le jour de l'an chez le commerçant. Malgré ces
relations cordiales, ce dernier, affligé d'une obésité crois-
sante, était souvent en butte aux railleries du vigneron :

« Allons, François-futaille, lui disait-il un jour, l'ayant rencontré près de la ferme, c'est pour m'humilier, avoue-le, que tu ressembles tous les jours davantage à une de tes barriques. Tu ne manges pas plus que moi, mais tout le profite à toi, tandis que les aliments ne font que traverser mon corps et me laissent maigre! — Si tu crois, répondit François, que je traîne avec moi, pour mon plaisir, toute cette mauvaise graisse, tu te trompes. Elle est la cause d'une oppression qui me gêne quelquefois beaucoup; mais, voilà, il me faudrait marcher et je ne le peux pas. Si j'allais à pied d'un de mes clients à l'autre, je n'en verrais pas le dixième de ce qu'il faut. Le médecin, que je suis allé consulter à Paris, a dit aussi que l'abus du vin blanc me faisait beaucoup de mal, mais il m'amuse avec ses défenses de boire! Puis-je refuser à un client de déguster avec lui ma marchandise? Il croirait que je lui vends de la drogue si je ne choquais pas mon verre contre le sien. Sans compter que le commerce est facile maintenant! Vous autres, vignerons, vous adressez directement des circulaires aux consommateurs du département et même de Paris, et vendez ainsi vos récoltes sans payer nos impôts; aussi les faillites sont-elles plus fréquentes dans notre commerce que dans tout autre. — Bon, voilà que nous gagnons trop d'argent, nous autres pauvres petits cultivateurs! — Je vous pardonnerais encore de placer vos vins de cette façon répliqua François; mais vous ne vous contentez pas de cela, vous enlevez le goût de notre bon petit vin gris de Lorraine aux ouvriers et aux paysans en leur vendant en cachette l'eau-de-vie que vous distillez sans que les commis de la régie (¹) vous ennuient, alors qu'ils ne nous quittent pas de l'œil. »

Jean n'aimait pas qu'on parlât sur ce sujet, aussi essaya-t-il de changer la conversation : « Est-il vrai que dernièrement tu étais si « ému », après avoir avoir vu

---

(¹) *Régie*, administration des contributions indirectes chargée de percevoir les droits sur les boissons alcooliques.

trop de clients dans ta journée, que tu es tombé de ta voiture et que, sans le bon caractère de ton cheval, la chose eût été grave ? — On a exagéré, mais toi-même je te trouve mauvaise mine, le teint plombé ! — Ce n'est rien, un peu de mal à l'estomac, voilà tout. Adieu, je rentre à la ferme. »

Il s'éloignait ; mais François eut le temps de lui crier :

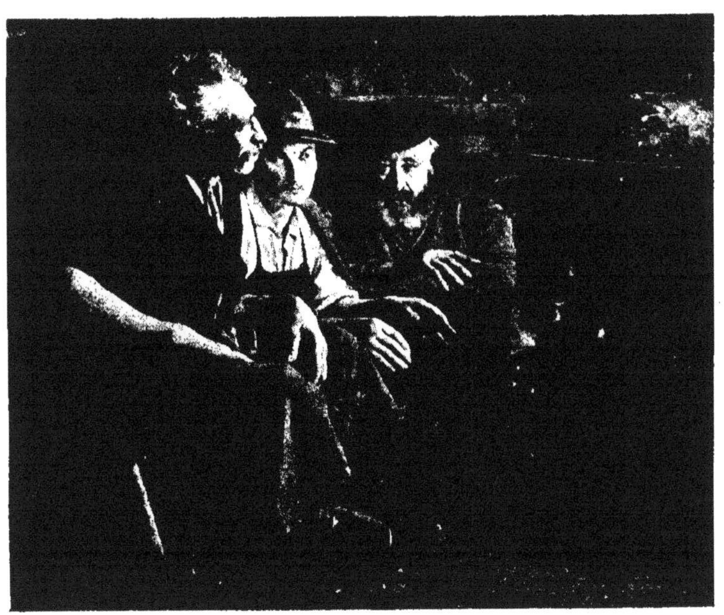

Les Bouilleurs de cru. — Tableau de M. BULAND.

« Au revoir, frère, toi qui fais de la morale aux autres, méfies-toi de ton eau-de-vie de bouilleur de cru (¹). Ce n'est pas parce qu'elle ne paye pas de droits qu'elle est de meilleure qualité que les autres. Méfies-toi, te dis-je,

---

(¹) *Bouilleur de cru*, propriétaire ou fermier qui a le droit d'extraire l'alcool des vins ou fruits (prunes, cerises, pommes, etc.) provenant *exclusivement* de sa récolte, mais seulement pour sa consommation particulière.

elle pourrait te jouer de plus mauvais tours qu'à moi
mon vin gris. »

Jean hâte le pas; les paroles de son frère lui produisent d'autant plus d'impression, qu'elles sont l'écho de
ses propres pensées.

Une année où, par suite de surabondance, le vin se
vendait mal, il s'était procuré un alambic et avait distillé
sa récolte. Depuis il a continué. Son appareil assez primi-
tif se compose d'une *chaudière*, surmontée d'un *chapiteau*,

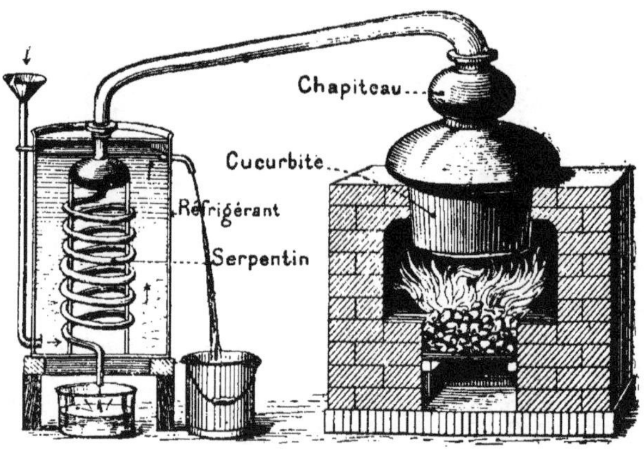

Alambic ordinaire.

dans laquelle on verse le vin et qui est en communication
à la partie supérieure avec un tube enroulé en tire-bou-
chon, le *serpentin*, placé dans un récipient plein d'eau
froide. Sous l'influence de la chaleur, l'alcool qui, dans la
proportion de 8 à 10 pour 100, se trouve dans le vin, passe
à l'état de vapeur dans le serpentin, où le froid le retrans-
forme en un liquide qui s'écoule dans un récipient par
l'extrémité du serpentin. La difficulté d'une distillation
réside dans la surveillance du feu au cours de l'opéra-
tion : il faut un feu modéré, car une chaleur trop forte
ferait passer avec l'alcool des impuretés-poisons.

Des recommandations ont été faites à Jean à ce sujet,
mais il n'y a attaché aucune importance, son vin ne pou-

vant contenir ces poisons en « ique » et en « ol » (¹)
signalés par les chimistes. « Tous ces discours, a-t-il
coutume de répéter, sont l'expression de folles idées de
médecin ; l'essentiel est qu'on trouve bonne mon eau-
de-vie, et elle a grand succès. »

Autrefois, à l'imitation de son père, notre bouilleur ne
buvait jamais d'eau-de-vie ; il se contentait de la vendre ;
mais, un jour, un gendarme lui ayant demandé d'un air
soupçonneux ce qu'il faisait de ses fûts d'alcool, il lui en
a offert un petit verre et depuis en boit régulièrement
avant son déjeuner du matin « pour se mettre en train et
tuer le ver ». Peu à peu, il y a pris goût et boit maintenant une rincette après son café de midi, et une ou deux
à cinq heures. Dans les premiers temps, d'autre part, il
buvait l'eau-de-vie « de client » où l'alcool était étendu
de deux fois sa quantité d'eau, mais maintenant il ne
trouve plus assez de « montant » à ce mélange et a ren-
versé les proportions pour sa bouteille personnelle.

Ces habitudes ont eu une grande influence sur son caractère : lui, autrefois si actif, prend chaque jour moins
d'intérêt aux travaux de la ferme, et le relâchement
s'étend peu à peu à toute la maison, car tout le monde,
même les femmes, imite un peu le patron. Les semailles
se font en retard, la moisson également ; aussi, à plusieurs
reprises, des orages ont-ils détruit un blé qui, engrangé à
temps, eût été en sûreté. Tout commence à aller un peu
à la dérive à la ferme. Heureusement un secours inat-
tendu arriva aux deux frères.

(¹) Allusion aux alcools *éthylique, amylique, propylique* qui se
trouvent dans les eaux-de-vie ; l'alcool éthylique est le moins nuisible, les autres existent en d'autant plus grande quantité que les
eaux-de-vie sont moins bien distillées ; ces dernières contiennent
également un autre poison, le *furfurol.*

❖   SOBRIÉTÉ FAIT LONGUE VIE   ❖

NOTIONS A RETENIR

Alcoolisme; ivrognerie; ivresse.

1. L'*alcoolisme* est une maladie qui, *progressivement,*

diminue l'intelligence et la volonté;

détruit les forces et l'habileté manuelle;

tue finalement l'individu par des lésions qui lui sont spéciales ou par d'autres graves maladies auxquelles elles le prédisposent.

2. On devient *lentement* alcoolique en buvant, *tous les jours,* une *quantité* relativement *faible* d'eau-de-vie ou de liqueurs (un ou deux petits verres). L'empoisonnement se fait alors petit à petit, sourdement, sans signes extérieurs au début.

3. On devient *rapidement* alcoolique en buvant *fréquemment beaucoup* d'eau-de-vie ou de liqueurs (absinthe, apéritifs) ou une trop grande quantité de vin *(ivrognerie).*

4. L'*ivresse* est l'intoxication temporaire par l'alcool; l'homme ivre perd toute raison, tout sentiment de dignité.

5. L'empoisonnement par l'alcool est particulièrement *rapide* lorsqu'on boit à *jeun* de l'eau-de-vie ou de l'absinthe, même à petites doses.

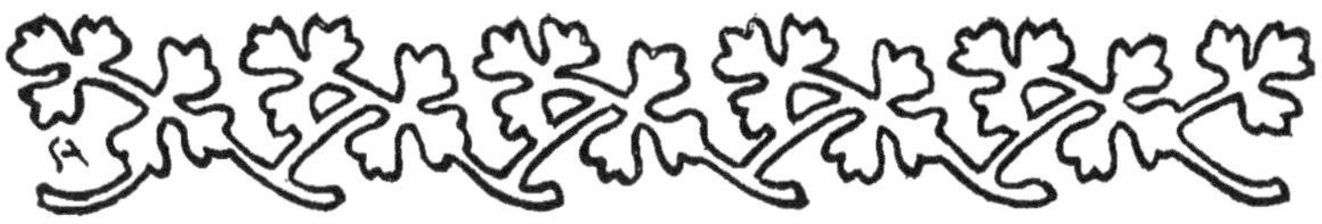

II. — **Les Charliau** (Suite).

QUELQUES mois plus tard, en arrivant, vers midi, près de sa ferme qu'il avait quittée le matin, Jean fut surpris d'entendre une sorte de brouhaha confus et de sentir une forte odeur de punch. Qu'arrivait-il donc chez lui ? Il accourut, et, ayant ouvert la porte charretière, s'arrêta stupéfié devant le spectacle qui s'offrait à sa vue.

Tous les garçons et filles de ferme réunis en cercle criaient en regardant brûler dans une cuve le contenu d'un tonnelet d'alcool qu'un homme venait d'y vider. Dans cet homme, un colosse barbu, Jean crut d'abord voir le spectre de Pierre Charliau, mais l'homme, s'étant retourné, montra la bonne figure de son frère Paul, le portrait vivant du père.

« Comment, s'écria Jean, c'est toi qui brûles mon alcool ; es-tu devenu fou ? — Frère, ce n'est pas ton alcool que je brûle, mais *notre* alcool, car, soit dit sans reproches, la rente que tu me dois n'arrive pas souvent. Embrasse-moi et nous nous expliquerons ensuite. Je reviens pour quelque temps vivre ici avec vous et j'ai voulu fêter mon retour par un feu de joie aux dépens de mon ennemi, je devrais dire de *notre* ennemi. Maintenant entrons chez toi, voici six ans bientôt que nous ne nous sommes vus et nous avons à causer. »

Jean suivit son frère ; il avait toujours eu grande affection et estime pour Paul, l'homme au cœur chaud et à l'intelligence brillante, l'honneur de la famille ; mais il marchait la tête basse, car l'acte énergique accompli dans la cour montrait que le voyageur était au courant de sa conduite. L'entretien roula cependant presque exclusivement sur des souvenirs du père, dont Paul regrettait de n'avoir pu fermer les yeux, et ils allaient se mettre à table, lorsque François, averti, arriva avec sa famille et se jeta dans les bras de son frère.

—◇—

Le déjeuner fut très joyeux ; neveux et nièces n'avaient d'yeux que pour le bel oncle. Si la plupart ne le connaissaient que par ses photographies, tous le chérissaient depuis longtemps pour ses libéralités, sa merveilleuse exactitude dans l'envoi de cadeaux à l'occasion du jour de l'an ou des anniversaires, et pour ses bonnes lettres toujours timbrées de pays étrangers. Mais, le café pris, il alluma sa pipe et renvoya femmes et enfants pour rester avec Jean et François.

Il y eut d'abord un silence un peu gêné ; puis Paul, ayant regardé avec tristesse la figure fatiguée de ses deux frères, leur dit :

« J'avais été informé de certaines choses et j'ai voulu me renseigner avant de venir ici ; j'ai donc vu quelques vieux et sûrs amis ; maintenant je connais exactement votre situation à tous les deux. Depuis la mort du père vous dégringolez l'un et l'autre sur la même pente, victimes du même mal : l'abus des grands et des petits verres. Si cela continue, l'expulsion de la ferme sera le sort de l'un, et la faillite attend l'autre. Il ne peut en être autrement. Toi, François, *tu es dans les vignes* (¹) lorsque tu achètes ton vin et lorsque tu le vends ; aussi acheteurs et vendeurs profitent-ils de ce que tu n'as jamais ta complète raison pour te tromper. L'ordre a disparu de ta maison et les bons clients sont servis quand il plaît à Dieu : aussi vont-ils ailleurs. Pour toi, Jean, c'est autre chose : il est exceptionnel que tu ne marches pas droit, mais tu ne t'intéresses plus à ta ferme, et l'œil du maître ne surveillant plus rien, chacun tire de son côté.

« Heureusement me voici, je vous aime trop pour vous laisser vous enliser jusqu'au bout. Mes intérêts dans vos

---

(¹) *Être dans les vignes* ou *dans les vignes du Seigneur*, être ivre.

affaires sont pour moi peu de chose ; mais je suis avant tout
votre associé de sang et de nom ; vous et vos enfants êtes
ce que j'ai de plus cher au monde et il ne sera pas dit que
les petits-fils de Pierre Charliau iront mendier sur les
routes, comme des enfants d'ivrognes. Dès aujourd'hui
je me mets à la besogne, et serai votre chien de garde. »

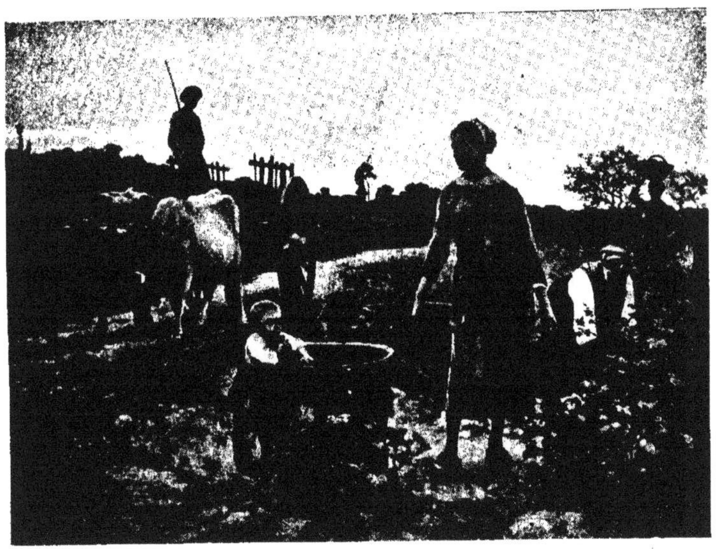

Les Vendanges.

Tableau de DEBAT-PONSAN. — Braun, Clément et Cie, édit.

Pris à dose modérée, le vin est le complément agréable d'un repas.

Émus, les deux frères lui tendirent la main. Alors, il
reprit : « Regardez-moi et regardez-vous. Bien que j'aie
sept ans de plus que François, cinq de plus que Jean,
est-ce moi qui semble le plus âgé ? Cependant, depuis
vingt ans, je vis dans les milieux les plus insalubres, en
Asie et en Afrique, mettant souvent la main à la pâte
pour de rudes travaux. A quoi dois-je ma santé ? A ma
sobriété, tout simplement. Jamais je n'ai bu plus d'une
bouteille de vin par jour et ma boisson favorite est même
de l'eau pure qui seule rafraîchit bien. Combien en ai-je

vu d'ouvriers, de soldats mourir sous le soleil de Madagascar, du Tonkin, de la Chine, pour avoir bu de l'eau-de-vie, de l'absinthe, ou même trop de vin blanc ou rouge !

— Mais cependant, objecta François, l'alcool donne des forces.

— Ah ! la mauvaise plaisanterie. Tiens, j'ai fait une fois une expérience. J'ai employé pour le même travail vingt hommes ne buvant que de l'eau et vingt hommes buvant abondamment du vin, de la bière et de l'eau-de-vie. Au bout de vingt jours on mesura le travail fait. Les ouvriers buveurs de liqueurs fortes eurent le dessus pendant les six premiers jours, puis vint une période de réaction ; finalement les buveurs d'eau l'emportèrent en effectuant un travail au moins triple. On contrôla l'expérience en changeant les rôles. Les buveurs d'eau durent adopter le régime alcoolique pendant vingt jours et réciproquement les buveurs de vin et d'eau-de-vie furent mis à l'eau claire pendant vingt jours. Encore cette fois les ouvriers buveurs d'eau finirent par donner une somme de travail notablement supérieure à celle des buveurs d'alcool. Bien que je ne sois pas *abstinent*, mais simplement *tempérant*, c'est-à-dire ennemi de l'alcool et partisan d'une consommation modérée de vin, j'ai dû faire opérer cette expérience avec abstinence totale de boissons fermentées pour qu'elle fût précise, mais elle ne m'a nullement démontré que deux verres de vin par repas sont une mauvaise chose. Je crois au contraire, que, pris dans ces conditions raisonnables, le vin est le complément agréable d'un repas et qu'il n'y a nulle raison de s'en priver.

— Notre père était plus large que toi, et volontiers il allait jusqu'à la bouteille, interrompit François.

— Quelquefois, en effet, mais ce n'était nullement une règle. Tu ne réfléchis pas, d'autre part, que son genre de vie était fort différent du vôtre. L'effort physique a été grandement diminué de notre temps, même dans les travaux agricoles, par l'emploi des machines. On ne voit guère de batteurs en grange que sur de vieilles gravures et les courses que vous faites en voiture, le père les accomplissait à pied. Vingt, trente kilomètres dans sa journée, lorsqu'il chassait, par exemple, lui semblaient choses ordinaires et ne l'empêchaient pas de se lever de bonne heure le lendemain.

« D'autre part, l'alcool, comme tu le bois, toi, Jean, est particulièrement nuisible, parce que, étant étendu d'eau seulement dans la proportion de moitié, il est rapidement absorbé et entraîné vers le foie et le cerveau. Il exerce alors sur ces organes, sans que rien retarde ou atténue l'énergie de son action, une stimulation directe dont la fréquente répétition amène fatalement les altérations les plus graves. Tu m'avoueras que le cultivateur qui, après

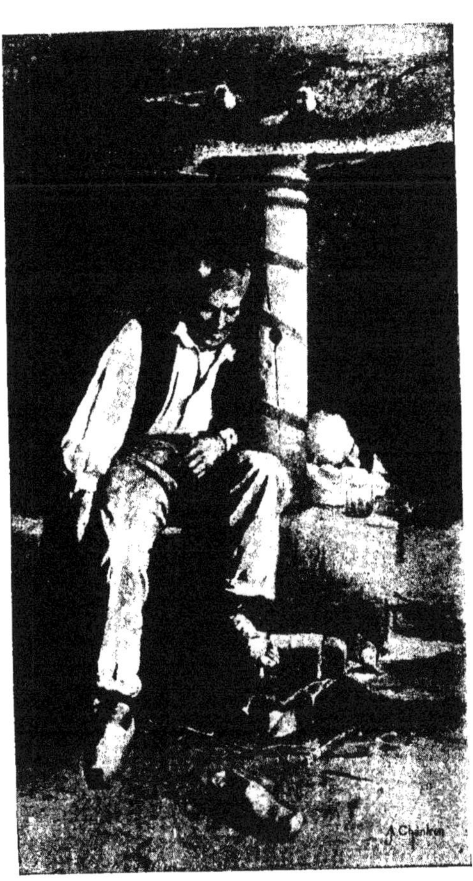

Après les vendanges.
Tableau de M. CHANTRON. — Phot Neurdein.
Le bon sommeil du vigneron ne ressemble pas à celui de l'alcoolique.

les vendanges, la besogne finie, dort auprès de son pressoir n'a pas le mauvais sommeil de l'homme qui, comme toi, a usé de l'eau-de-vie ou abusé du vin.

« Mais laissons la science et parlons de choses prati-

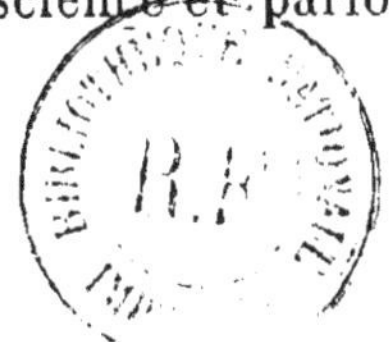

ques. Si vous voulez que je vous sauve, il faut me donner le pouvoir de le faire. Les moyens termes ne valent rien. Avec votre permission, ce n'est ni la bouteille ni le verre de vin qui vont régner ici jusqu'à votre complète guérison, c'est l'eau claire, l'eau claire toute seule. J'en souffrirai un peu moi-même, car j'aime assez à arroser de vieux sauterne une de ces bonnes truites qu'on trouve encore, j'espère, dans nos cours d'eau, mais je dois donner le bon exemple. A partir d'aujourd'hui, j'ai les clefs de la cave et je partage mon temps entre vous. Toi, Jean, tu renonceras au privilège néfaste de M. le ministre des Finances, qui te croit capable d'absorber 20 litres d'alcool pur, soit 60 litres d'eau-de-vie par an, puisqu'il te permets de les fabriquer toi-même, à la seule condition que tu les boives. Toi, François, je te démontrerai publiquement qu'on peut vendre du vin blanc sans boire son fonds. »

—◇—

Paul Charliau était aussi tenace que bon. Il n'ignorait pas s'être attelé à une rude besogne et qu'une surveillance de tous les instants s'imposait pour empêcher les rechutes. Mais il s'était créé rapidement des alliés dans les femmes, dans les enfants de ses frères, qui se sentaient plus aimés, plus estimés par leur famille à mesure qu'ils rentraient dans la bonne voie : la dignité paternelle fait le respect des enfants. D'autre part, les clients, maintenant régulièrement servis, revenaient au commerçant et les travaux de la ferme s'accomplissaient à l'heure utile. Jean et François sentaient mieux chaque jour le service rendu par le grand frère, qui, privé des joies de la paternité, se réjouissait d'avoir refait des hommes. Comme l'historien Lavisse, il estimait, en effet, qu'en regardant un ivrogne, on ne doit pas dire : « Voyez cette brute », mais se dire à soi-même : « Dans cet homme-là, je suis une brute. »

Quel acte est supérieur à celui de réveiller une conscience humaine ?

NOTIONS A RETENIR

Préjugés sur l'alcool.

1. L'alcool n'est ni un *aliment* ni un *fortifiant*. Il ne contient aucune des substances nutritives qui existent dans l'eau, la viande, la graisse, les légumes.

2. L'alcool n'est ni un *apéritif* ni un *digestif :* loin de provoquer la sécrétion des liquides chargés de digérer les aliments, il détruit, lorsqu'il n'est pas étendu d'eau, les principes actifs de ces liquides.

3. L'alcool est un *excitant;* encore ne l'est-il qu'à petite dose et seulement d'une façon temporaire. La chaleur provoquée par l'absorption d'alcool disparaît rapidement et un refroidissement lui succède.

Vérités.

1. L'eau, à elle seule, entre pour les deux tiers dans la constitution de notre corps; aussi, lorsqu'on a soif, est-ce d'eau qu'on a soif.

2. Le vin, la bière, le cidre, de bonne qualité, sont des boissons saines, prises à dose modérée : une bouteille de vin, ou deux bouteilles de bière ou de cidre par jour sont suffisantes.

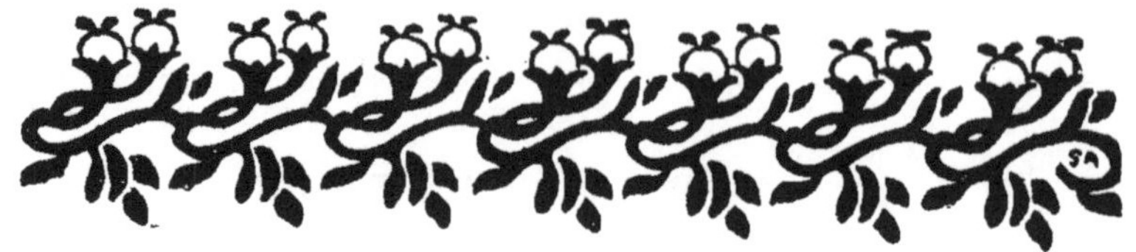

III. — A l'hôpital.

Louise D***, ménagère à Paris, âgée de quarante-quatre ans, buvait trois litres de vin rouge par jour, à 0 fr. 40 le litre. Depuis plusieurs années, elle avait le sommeil très agité par des rêves et des cauchemars terrifiants; c'était à tel point qu'elle avait horreur de se mettre au lit.

Souvent, le matin, au réveil, elle vomissait des matières blanchâtres ou verdâtres. Elle souffrait depuis un an de crampes dans les mollets, de fourmillements et de picotements insupportables dans les mains et les pieds, surtout pendant la nuit.

L'été dernier, elle commença à perdre l'appétit et à maigrir; plus tard, elle eut un saignement de nez très abondant qui se renouvela quatre jours après. Vers le milieu de novembre, son ventre devint volumineux; en même temps survint une oppression intense qui l'obligea d'entrer à l'hôpital Beaujon. On lui fit une ponction et on lui retira *sept* litres de liquide. Se trouvant soulagée, elle quitta l'hôpital; mais quelques jours après, son ventre se reprit à gonfler et elle fut alors admise dans le service du Dr Lancereaux.

La malade était très maigre, abattue et somnolente, et il fut constaté que l'augmentation de volume de son foie était la cause de l'hydropisie et par suite de la gêne de la respiration. La prostration s'accrut rapidement et amena la mort de la malade, dix jours après son entrée à l'hôpital.

L'examen direct montra que le foie pesait 1 kilogr. de

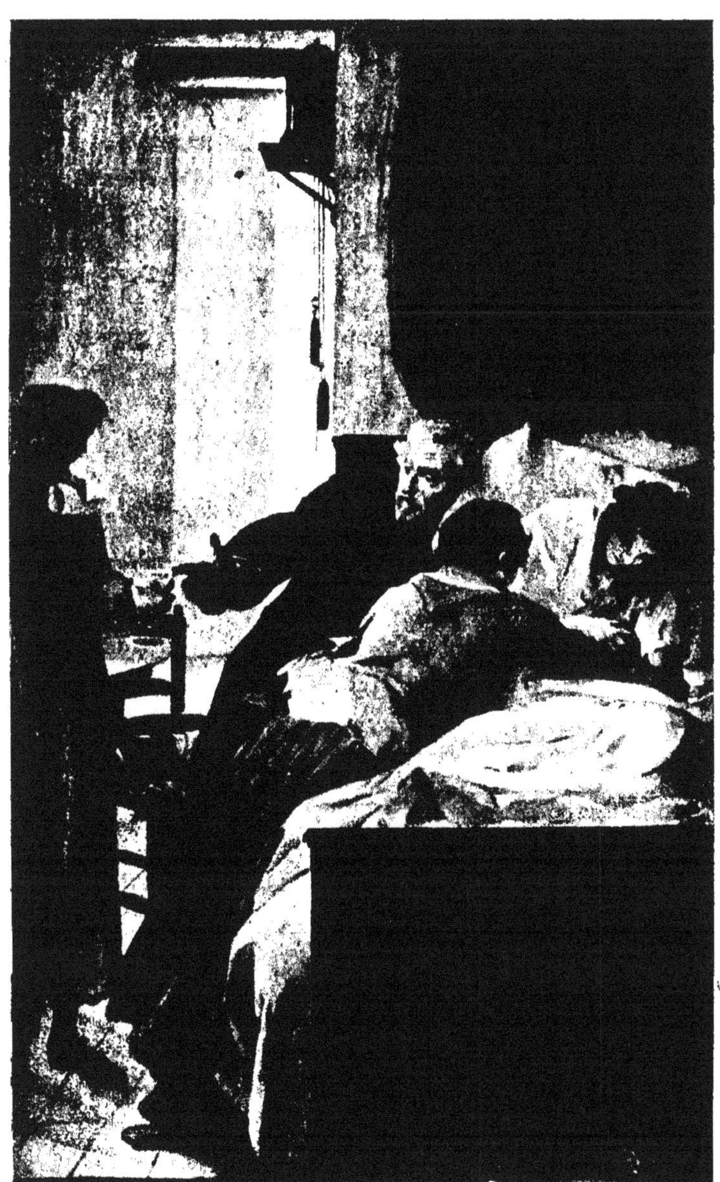

La Malade. — Peinture décorative de M. Albert Besnard,
à l'École de pharmacie de Paris.

plus que le poids ordinaire; que sa couleur était jaunâtre (comme le cuir de Russie), au lieu de la teinte rougeâtre habituelle; sa surface, qui doit normalement être lisse, était parsemée d'une multitude de petites granulations hémisphériques de la grosseur d'une petite lentille, séparées les unes des autres par des sillons peu profonds. Les reins étaient congestionnés ainsi que le cerveau, enfin l'estomac était dilaté (V. *fig.* p. 24 et 25),

Tous ces signes indiquent une *cirrhose,* maladie très fréquente chez les alcooliques, notamment chez les débitants de vin et les livreurs de distillerie, chez les cochers de fiacre ou de diligence et les garçons de café.

On voit, par l'observation rapportée plus haut, qu'elle peut se présenter chez une simple ménagère qui, en buvant ses trois litres de vin, ne se considérait pas comme une ivrognesse, l'habitude lui permettant de les supporter sans perdre la raison. Il ne faut jamais cesser de le répéter, parce que cette vérité est encore peu répandue dans le public : l'alcoolisme chronique et l'ivresse ou alcoolisme aigu sont deux choses fort différentes. S'enivrer une fois dans sa vie est une chose immorale et laide, mais sans conséquences graves parce que les accidents sont temporaires. Il en est tout autrement de l'usage *habituel* et *quotidien* de plusieurs litres de vin, de quelques petits verres d'eau-de-vie, d'une seule absinthe. Le danger alors n'est pas seulement probable, il est certain : les accidents peuvent atteindre un organe ou un autre; mais tôt ou tard le règlement de la note à payer par la santé s'imposera.

Une considération, à défaut d'autres, devrait empêcher les hommes, et surtout les femmes de se livrer à la boisson, c'est l'enlaidissement produit par l'intempérance. Le visage se boursoufle et se couperose, les traits deviennent durs, les yeux hagards et l'on est étonné, en apprenant la date de naissance des buveurs, car il paraissent de douze à quinze ans plus âgés qu'ils ne le sont en réalité.

L'alcoolisme entraîne une vieillesse prématurée.

NOTIONS A RETENIR

Altérations de la santé spéciales à l'alcoolisme.

L'alcool en traversant les organes les altère gravement. Voici quelques *effets* produits à la longue par son passage :

dans la *bouche ;* langue pâteuse ;

dans la *gorge :* voix éraillée ;

dans l'*estomac :* digestion difficile, vomissements glaireux du matin *(gastrite)* ;

dans l'*intestin : (diarrhée)* ;

dans le *foie :* enflure du ventre, hémorragies *(cirrhose)* ;

dans le *sang :* épaississement, coagulation de ce liquide, formation d'un bouchon qui arrête la circulation *(embolie, thrombose)*; ce bouchon dans le cerveau produit la paralysie *(ramollissement cérébral)* ;

dans les *vaisseaux :* amincissement des parois, dilatations partielles *(anévrismes)*; la rupture de ces anévrismes dans le cerveau produit aussi la paralysie *(hémorragie cérébrale)* ;

dans le *cœur :* dilatation graisseuse *(hypertrophie)*, avec oppression ;

dans les *cellules nerveuses du cerveau :* perte de la raison *(folie)* ;

dans le *rein :* enflure des paupières, des pieds, de tout le corps *(hydropisie)* ;

dans la *peau* (notamment au visage) : rougeur du nez, éruptions *(couperose)*;

dans les *yeux* et les *oreilles :* affaiblissement de la vue et de l'ouïe.

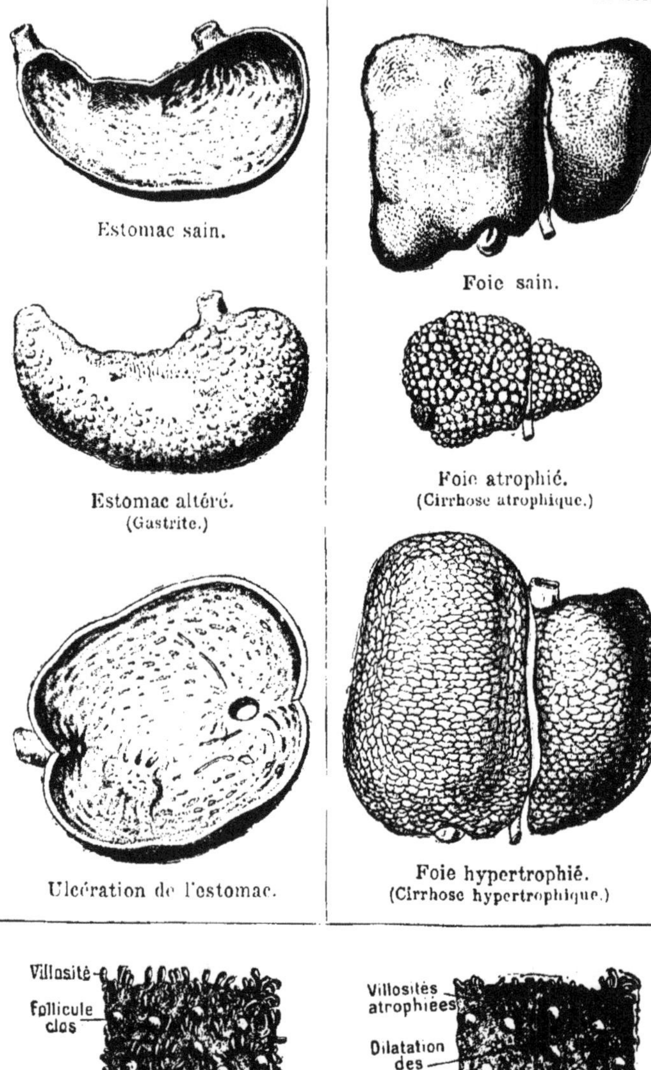

ORGANES SAINS ET ORGANES D'ALCOOLIQUES.
(Foie et estomac, d'après Lancereaux).

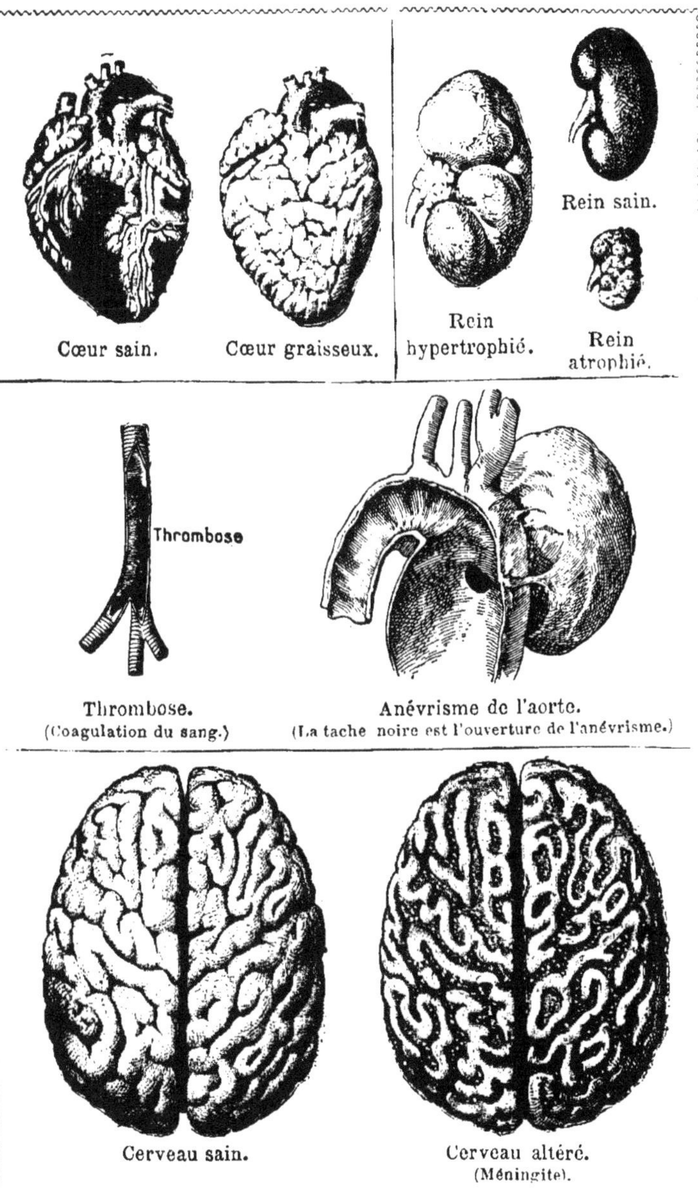

ORGANES SAINS ET ORGANES D'ALCOOLIQUES.
(Cœur et cerveau d'après Lancereaux, rein d'après Charcot.)

IV. — Cas de rage chez un alcoolique (¹).

Le Dr Debarde a fait, dans le laboratoire du Dr Calmette, à l'Institut Pasteur de Lille, les expériences suivantes :

On prend deux groupes de lapins auxquels on inocule la rage, puis on les soumet au traitement antirabique; à l'un des groupes, pendant toute la durée du traitement, on fait absorber une petite dose quotidienne d'alcool; les lapins qui composent ce groupe meurent de la rage, les autres restent en bonne santé. La conclusion qui s'impose est la suivante : lorsqu'un lapin atteint de la rage est soumis au traitement de Pasteur, il meurt si on l'alcoolise, mais il guérit dans le cas contraire. Donc, d'une manière générale, l'alcool empêche l'immunité.

Mais, dira-t-on, ce ne sont là que des expériences de laboratoire. Et puis, ce qui est vrai du lapin ne l'est peut-être plus quand il s'agit de l'homme !... Voici qui va convaincre les plus incrédules :

Un mécanicien, âgé de trente ans, est mordu à la main par un chien suspect; celui-ci est abattu et l'autopsie démontre qu'il est enragé. Dès le lendemain, notre homme est conduit à l'Institut Pasteur de Lille et y subit un traitement complet de dix-huit jours. Or, trente-huit jours après la fin de ce traitement, le malheureux mécanicien est pris de rage et meurt à l'hôpital Saint-Sauveur; la vaccination curative était chez lui demeurée sans effet.

A-t-il véritablement succombé à la rage? demandera-

(¹) D'après un article du Dr Farez (*Manuel général de l'instruction primaire*).

t-on. Cela est indéniable, car deux lapins inoculés avec le bulbe du défunt sont morts enragés.

Mais alors le traitement antirabique offre donc des résultats variables ?... On a pris soin de recueillir des renseignements au sujet de ce mécanicien : c'était un alcoolique incorrigible ; quelques jours avant l'apparition des premiers symptômes de la maladie, il s'était enivré ; en outre, pendant toute la durée du traitement, il avait continué à faire un usage immodéré d'alcool.

Les faits viennent donc confirmer les expériences ; ce pauvre mécanicien n'a pu acquérir l'immunité contre la rage parce qu'il s'alcoolisait. Et c'est l'alcool seul qu'il convient d'incriminer, car une autre personne, mais celle-ci non alcoolique, mordue à la face le même jour, par le même chien, puis soumise au même traitement pendant le même temps, a survécu et jouit d'une santé parfaite.

❖❖❖

❖❖❖ *Mon eau-de-vie est excellente, dit l'homme riche, je l'ai payée 15 francs la bouteille, c'est de la fine champagne* (eau-de-vie fabriquée à Cognac), *extraite du vin.*

❖❖❖ *Mon eau-de-vie est excellente, dit le Normand, c'est de l'eau-de-vie de cidre, distillée par moi-même.*

❖❖❖ *Mon eau-de-vie est excellente, dit l'ouvrier, je la prends chez un honnête débitant qui, malgré l'augmentation des impôts, ne l'a jamais augmentée.*

❖❖❖ *Toutes ces eaux-de-vie sont nuisibles et l'effet particulièrement dangereux de la dernière résulte justement de son bon marché. Étant bue en plus grande quantité, elle tue plus tôt.*

❖❖❖

NOTIONS A RETENIR

Prédisposition aux maladies et accroissement de leur gravité, par l'alcoolisme.

1. En *diminuant* la *résistance vitale*, l'alcoolisme **prédispose** l'individu :

à certaines maladies, notamment aux affections contagieuses comme la *phtisie*, la *grippe*, la *fièvre typhoïde*, le *choléra;*

aux accidents produits par la chaleur *(insolation)* ou le froid *(coup de froid).*

2. Par la *mauvaise nutrition* des tissus, l'alcoolisme **aggrave** :

toutes les *maladies*, notamment les *bronchites*, le *diabète*, le *scorbut*, la *rage ;*

les *blessures* (retard dans la cicatrisation);
les *fractures* (retard dans la consolidation).

3. Les hôpitaux et les hospices seraient trop vastes si les alcooliques n'existaient pas. Ils deviennent tous les ans insuffisants par suite de l'accroissement de l'alcoolisme.

Sur **quatre** individus se présentant à la consultation dans un hôpital, **un** est un alcoolique.

Sur **deux** personnes couchées dans les lits d'hôpitaux, **une** est alcoolique.

V. — Ouvriers et contremaîtres.

ON est en décembre. Dans une étroite rue du Petit-Quevilly, la grille de l'usine Poiret-Lambertier vient de s'ouvrir pour l'entrée du matin, et un grand nombre d'ouvriers pénètrent à la file. Ils sont rejoints peu à peu par des compagnons qui, lentement et comme à regret, sortent de débits accolés les uns auprès des autres tout le long de la rue éclairée par leurs devantures flambloyantes. Chaque fois qu'une porte bat derrière un buveur, un relent d'alcool et d'absinthe se répand au dehors. La journée commence et ces hommes sont déjà las, car l'eau-de-vie « coupe les jambes ».

« Eh bien, contremaître, dit un vieux forgeron à un jeune homme blond qui sort avec lui d'un des débits, tu vois qu'un petit verre vous donne du nerf et dissipe l'humidité de l'air ! Entre nous, il était temps que je te reconnaisse pour le fils de mon ancien camarade Simon et que tu acceptes de payer la bienvenue, car on commençait à te tenir à l'œil. Ce pauvre Simon, c'était un fameux drille alors que nous étions ensemble au Havre et, sans son accident, il serait devenu un « soleil » (¹) comme moi. Tu verras que lorsqu'on travaille le fer, le mieux, pour avoir la poigne solide, est de se rincer souvent la gorge avec un verre d'eau-de-vie.

— Je ne suis pas de ton avis, Pierre, et j'ai les idées brouillées non par le petit verre que j'ai bu, mais par l'odeur d'eau-de-vie dont est imprégné l'air de ce débit. Je n'ai pas voulu refuser de trinquer avec vous, mais je

____

(¹) Buveur endurci.

n'ai aucune idée de recommencer. Quant à la force donnée par les absinthes, nous n'avons qu'à regarder autour
de nous pour voir ce que l'alcool fait d'un bon ouvrier. »

A peine le contremaître, Marcel Simon était-il à son

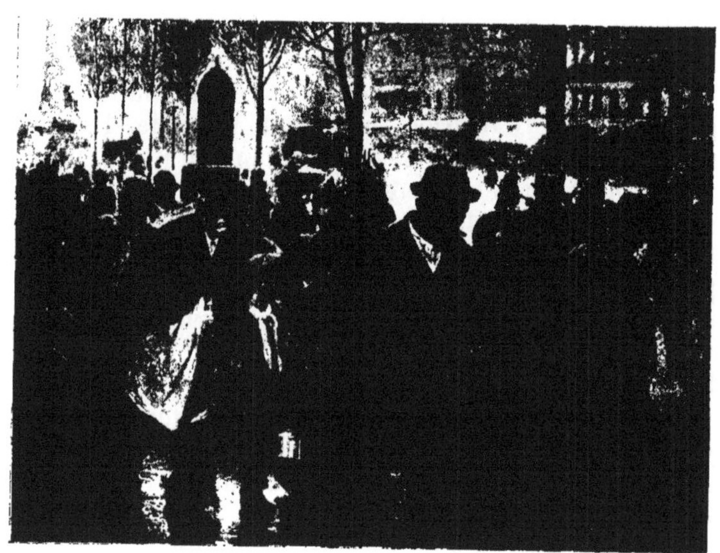

Les Las. — Tableau de M. Jules ADLER.

Les bons ouvriers, la journée faite, rentrent directement chez eux.

travail, qu'on vint l'avertir de se rendre au cabinet de
M. Lambertier.

« Voici un mois que vous êtes ici, jeune homme, lui
dit celui-ci, et je n'ai eu qu'à me louer de votre intelligence et de votre travail; aussi ai-je vu avec peine, tout
à l'heure, que vous alliez boire avec vos ouvriers. Est-ce
une habitude?

— Non, monsieur, mais les ouvriers sous mes ordres
me traitaient d'aristo, prenant pour du dédain à leur
égard mon refus de me rendre avec eux au cabaret; j'ai

cru d'autant plus utile de céder aux instances d'un vieux
compagnon, que, n'ayant pas fait mon apprentissage ici
et, me trouvant plus jeune que mes ouvriers, je craignais
un peu la jalousie. J'ai regretté bientôt ma faiblesse, car,
pour faire raison à mes hommes, j'ai été obligé de boire
un verre de cette eau-de-vie dont j'ai horreur; dans ce sin-
gulier débit, il n'y a
d'autre boisson que
de l'alcool.

— En effet, lors-
que par hasard il y
est vendu du café, il
est fort mauvais, car
il sert seulement à
étendre un peu l'eau-
de-vie qu'on y sert.

— Je ne voudrais
pas que vous voyiez
dans mes paroles ni
pose, ni humilité,
mais j'étais honteux
et écœuré de me
trouver au milieu
de buveurs dont plu-
sieurs étaient déjà
ivres à cette heure-ci.
Et je ne parle pas
des femmes abru-
ties, muettes, immo-

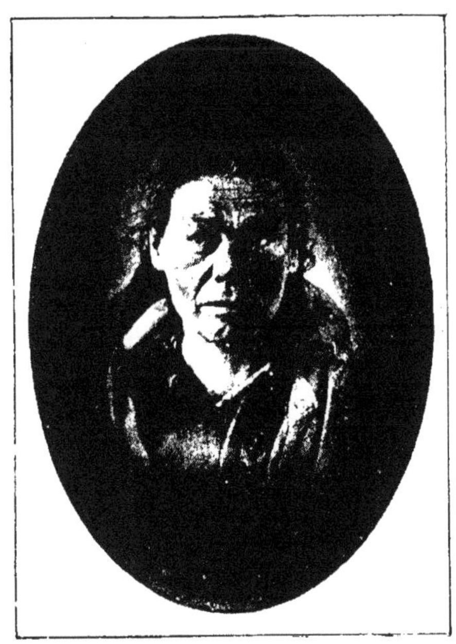

Une habituée de cabaret.
Abruties, muettes, immobiles dans un coin du débit..

biles dans un coin du débit comme des statues, puis
chancelant tout d'une pièce, soutenues par leurs com-
pagnes qui leur servent de supports.

— Je vous comprends et je vous excuse, mais n'ou-
bliez pas que le meilleur conseil qui puisse être donné
à vos hommes au sujet de l'alcoolisme c'est votre propre
exemple. Il est possible qu'au début votre sobriété soit un
sujet de moqueries. Ne vous en inquiétez pas. Vous impo-
serez progressivement votre autorité par la supériorité,

le fini de l'exécution des travaux qui vous sont confiés. La majorité des ouvriers a encore l'estime du beau travail, et si (à contre-cœur ou non) ils vous jugent capable d'une meilleure exécution que la leur, ils obéiront. Quant à la jalousie que vous appréhendez, elle ne se produira pas : la plupart des autres contremaîtres se trouvent dans les mêmes conditions que vous et ils sont aimés et respectés.

Dans un personnel de quatre cents ouvriers, j'ai beaucoup de peine à trouver quelques jeunes gens capables d'apprendre le métier d'ajusteur. Ils ne sont pas susceptibles de la plus petite initiative; la plus légère responsabilité est encore trop lourde pour eux. Ils préfèrent pousser une brouette dans l'usine que de faire un travail demandant un peu d'intelligence et de soin.

Le niveau intellectuel baisse rapidement, comme la taille, d'ailleurs. Dans une famille de buveurs, on voit l'intelligence et l'habileté professionnelle diminuer à chaque génération, et le fils d'un ouvrier ivrogne, alcoolique lui-même dès le jeune âge, préfère ouvrir et fermer des robinets que de consacrer le moindre effort à améliorer sa situation. Le grand-père était de grande taille, le fils est au-dessous de la moyenne, les petits-fils sont rabougris, maigres, presque nains. Ils ont reçu plus d'instruction que le père et le grand-père et cependant sont des pauvres d'esprit. » (Interview du Dr Brunot.)

Une des forces de l'industrie française est le goût personnel de nos ouvriers; si l'alcoolisme leur enlève cette qualité, la victoire de nos concurrents étrangers, qui déjà produisent à meilleur marché que nous, sera définitive.

L'ALCOOL SOUTIENT L'HOMME COMME

LA CORDE SOUTIENT LE PENDU

NOTIONS A RETENIR

Action de l'alcaolisme sur l'intelligence, sur le travail.

Dans nombre de régions, l'ouvrier alcoolique laisse au cabaret la *moitié* de son salaire quotidien.

Le prix de l'eau-de-vie consommée en France représente chaque année plus d'un *milliard*.

Les journées de travail perdues représentent plus d'un autre *milliard*.

La qualité du travail baisse chez l'alcoolique; l'intelligence, l'initiative, l'habileté technique et la force corporelle décroissent. Le *tremblement* de ses mains le rend inhabile aux travaux délicats.

Sous l'influence de l'alcool, l'homme produit annuellement moins ; par suite de chomage, il gagne moins; d'où *appauvrissement :*

1º pour l'*ouvrier ;*

2º pour le *patron* qui ne peut faire exécuter ses travaux en temps utile;

3º pour l'*industrie française* qui, dans ces conditions, ne peut lutter avec la concurrence étrangère.

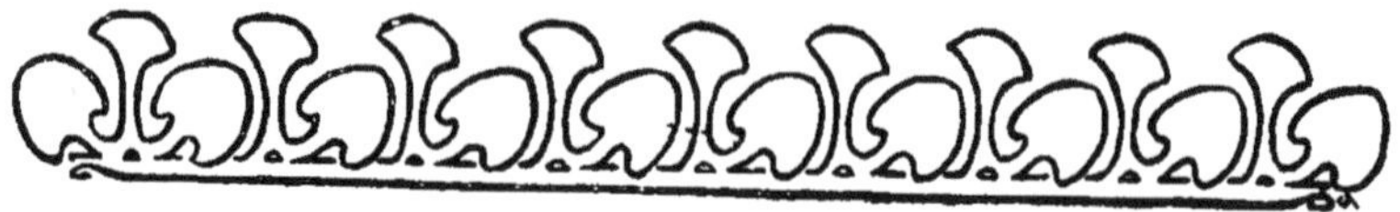

VI. — **Mère et fils.**

(L'ALCOOL ET LA FAMILLE.)

MARCEL SIMON, le soir, en revenant chez lui, se remémorait certaines paroles du forgeron Pierre au sujet de son père, mort alors qu'il était enfant, et dont sa mère ne lui parlait jamais. Avait-il vraiment été un ivrogne?

. . . .

Le potage fumait sur la table et les couverts brillaient sur une nappe bien blanche. Mère et fils étaient joyeux de se retrouver, mais cependant ils soupèrent silencieusement. Marcel, préoccupé, hésitait à interroger sa mère. Celle-ci le mit sur la voie qu'il désirait:

« Eh bien, comment s'est passée la journée? Tu as l'air soucieux; tu n'as pas eu d'ennuis avec les ouvriers?

— Au contraire, j'ai payé la bienvenue et ils ont été satisfaits de me voir boire avec eux.

— Tu as tenu ta promesse, tu n'as pas bu d'eau-de-vie?

— Mais si; n'ai-je pas, du reste, de qui tenir? Mon père...

— Ah! je comprends, on t'en a parlé, et tu veux connaître sa vie. C'est un triste récit, mais je te dois la vérité, car elle est un enseignement.

Je me suis mariée à dix-huit ans; ton père était, comme toi, contremaître dans une grande usine et moi je travaillais comme couturière à façon. Avant notre union, on m'avait averti qu'il aimait à boire, mais je supposai qu'on le calomniait. A ces heures charmantes des fiançailles, comment n'aurait-on pas confiance en celui qui vous a choisi, comment prévoir les heures sombres!

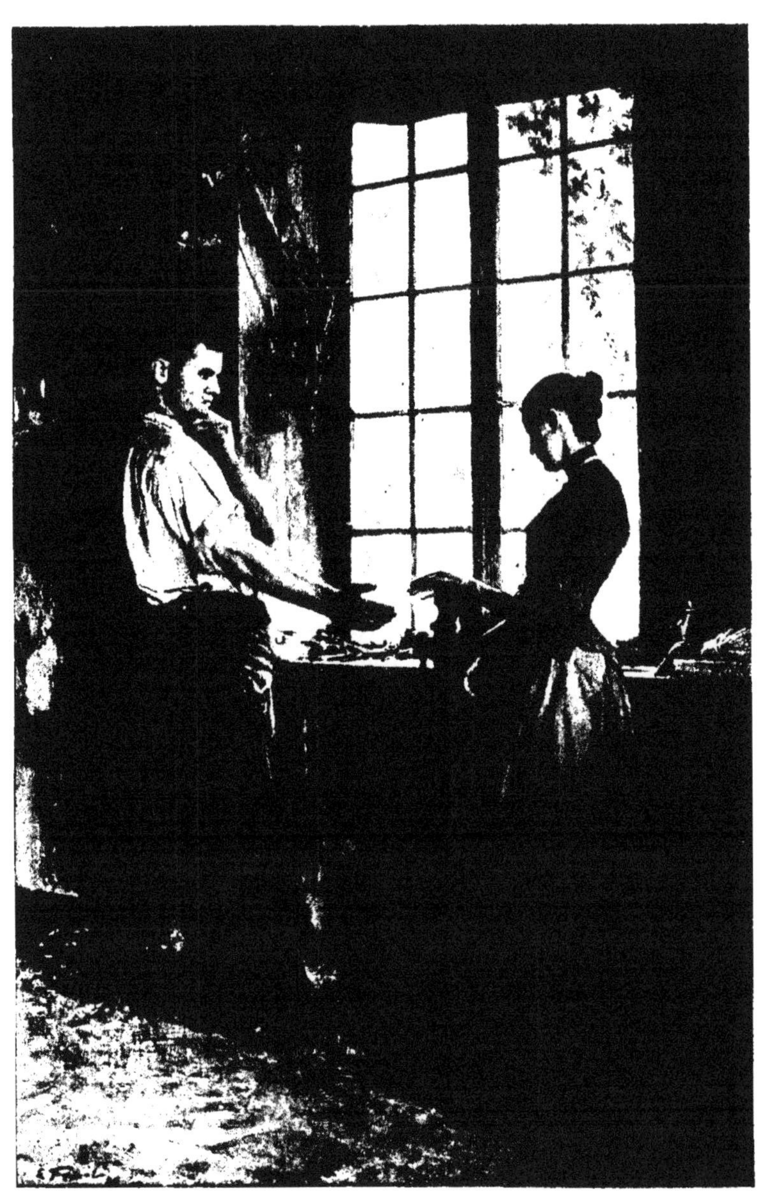

Les Fiançailles. — Tableau de M. FRIANT. — Phot. Neurdein.

A ces heures charmantes, comment prévoir les heures sombres !

Les premiers mois, tout alla bien : il revenait quelquefois un peu gai, après une partie avec des camarades, mais une tasse de café et une promenade dissipaient rapidement ce début d'ivresse. M'aimant beaucoup, heureux d'avoir un intérieur, il écoutait mes conseils et, malgré les taquineries des camarades, revenait directement à la maison sans s'attarder au cabaret.

Nous étions trop heureux ; un événement, considéré d'abord comme une bonne chance, vint tout changer.

Un des patrons de l'usine, ayant décidé de créer une succursale en Hongrie, offrit double paye aux contre-maîtres disposés à l'accompagner pendant trois mois pour former un personnel. Nous avions dû emprunter quelque argent pour notre mobilier et j'allais bientôt te mettre au monde, ce qui était une nouvelle cause de grosses dépenses. Seule ombre au tableau : la nouvelle forge étant installée dans une contrée isolée, je ne pouvais accompagner ton père, obligé de coucher dans des baraquements et de prendre ses repas à la cantine ; mais il ne s'agissait que de quelques mois, et bien que très triste de cette séparation, je l'acceptai, et il partit.

—♦—

D'abord il m'écrivait souvent, mais un premier contre-temps se produisit : par suite des retards dans l'envoi des matériaux, l'ouverture de l'usine fut retardée et l'engagement prolongé de trois mois, puis de six. Les lettres de ton père se firent de plus en plus rares ; elles devinrent moins affectueuses ; cette longue absence ne semblait plus lui coûter, et lui, si régulier au début dans ses envois d'argent, ne m'en adressait qu'après des prières réitérées. Il avait cependant toujours sa haute paye et ne pouvait ignorer l'augmentation de mes charges. Un jour, rencontrant le patron de l'usine, je lui demandai si cette fois la situation de mon mari devait se prolonger. « Ah ! non, par exemple », me répondit-il. Cette réponse me rendit heureuse d'abord, mais m'inquiéta ensuite. Pierre n'était donc plus un de ces ouvriers dont on regrette le départ ?

Tout cela fut oublié lorsque j'appris son retour.
Avec quelle joie je l'attendais sur le quai de la gare !

Hélas ! quelle tristesse fut la mienne, en le voyant descendre du train. A son départ, ton père était un des plus beaux hommes du Havre ; très grand, droit comme un I, le visage très coloré, il avait mérité le surnom de « bon géant». L'homme qui me revenait donnait l'impression d'une irrémédiable déchéance ; vieilli, affaissé, le teint jaunâtre, il avait une démarche hésitante et regardait d'un œil vague autour de lui, sans paraître s'intéresser à rien. A peine eut-il l'air heureux, en me voyant avec

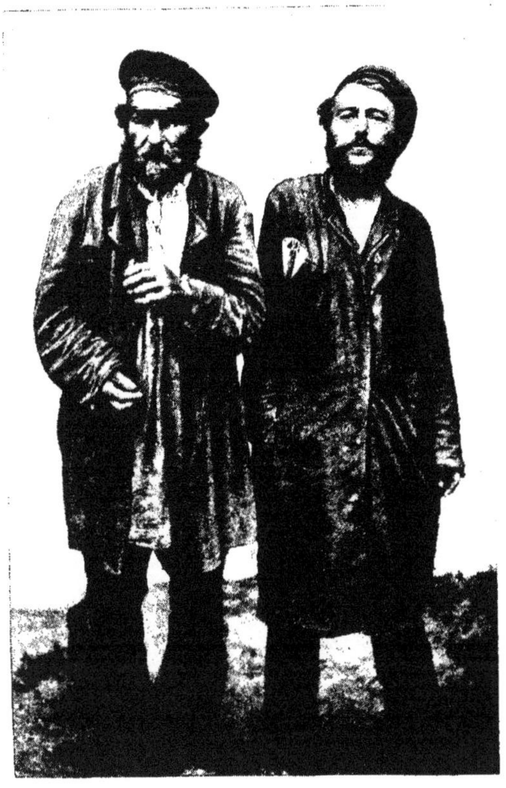

Pierre Simon et son mauvais génie.

mon enfant. Je compris tout à l'aspect de son compagnon de voyage, un ouvrier jeune encore, au regard dur, qui sentait l'absinthe, et qui aussitôt l'emmena boire en disant qu'il fallait noyer les attendrissements. Enfin, seul à seul avec mon mari, je vis l'empire que cet homme avait pris sur lui. Autoritaire et fanfaron du vice, il avait d'autant plus facilement amené ton père à partager sa passion pour l'alcool sous toutes ses formes, que

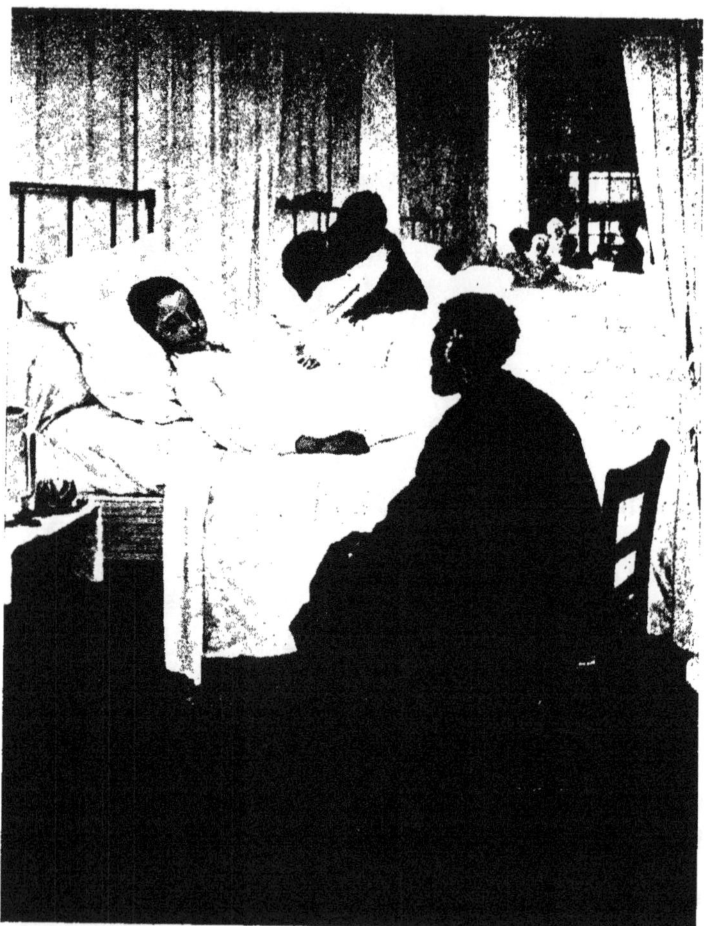

Visite à l'hôpital. — Tableau de M. GEOFFROY. — Phot. Neurdein.

l'ennui, la mollesse de son caractère et un certain goût déjà pour la boisson le prédisposaient à l'imitation.

J'avais cru être très malheureuse pendant la séparation !

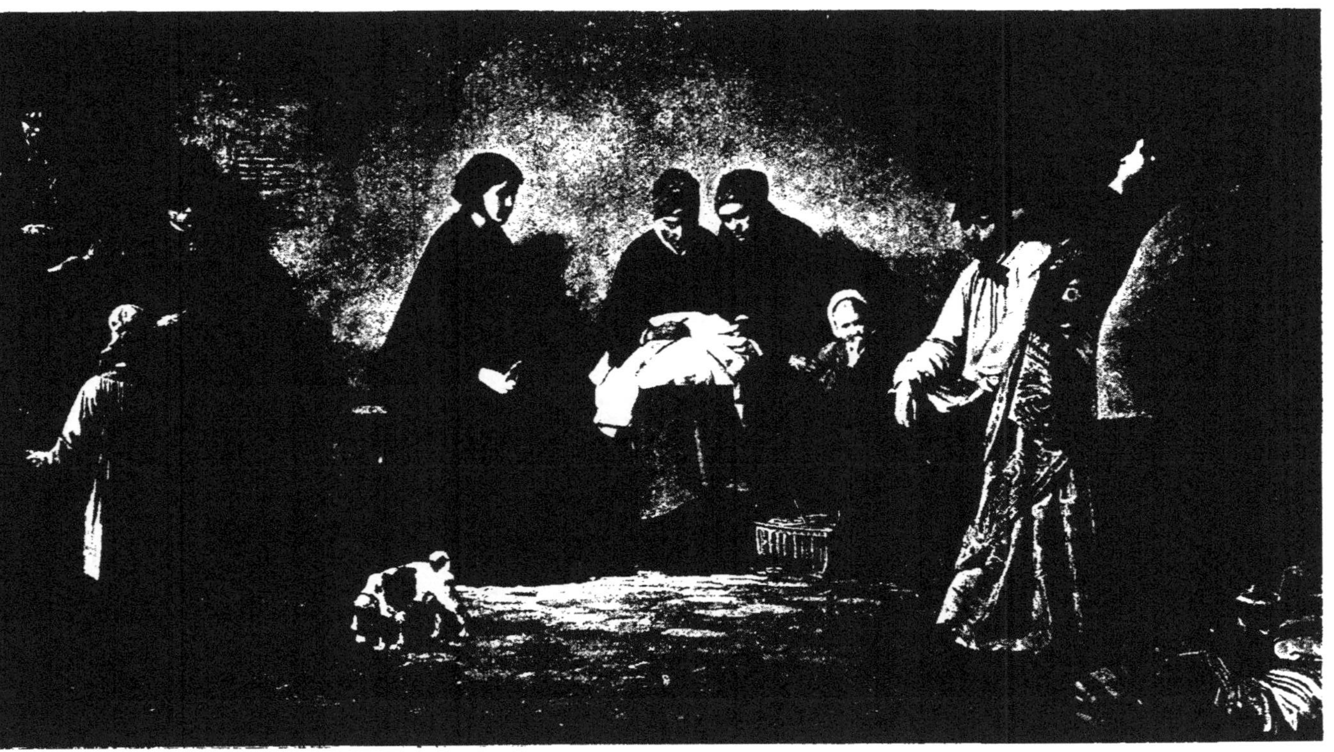

Le Mont-de-Piété. — Tableau de HEILBUTH. — Phot. Braun, Clément et Cie.

Combien plus sombre alors fut ma vie. Tous les jours
Pierre buvait davantage; lui, si bon autrefois, était devenu irascible et méchant. J'eus alors plusieurs enfants,
mais tous moururent dans les premières années; lorsqu'il
allait les voir à l'hôpital et qu'il entendait dire aux médecins que l'origine de leurs maladies était l'alcoolisme

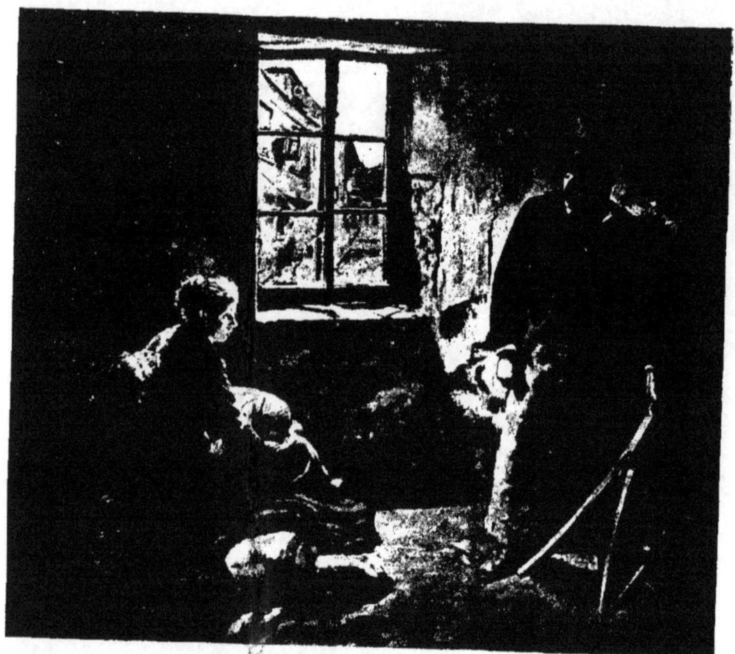

Jour de paye. — Tableau de M. Victor MAREC.

du père, il avait des remords et pendant quelques jours
prenait de bonnes résolutions; mais les mauvais conseils
l'emportaient bientôt de nouveau sur mes exhortations.
Le malheur me poursuivait sans trêve; peut-être as-tu eu
un de ces cauchemars affreux pendant lesquels le corps
s'enfonce lentement dans la boue; aucune image ne peut
mieux donner l'idée de ma vie. Indifférent à ma gêne, vendant pièce à pièce notre mobilier, ton père ne travaillait
qu'un jour sur trois; bien souvent je n'ai pu me nourrir

qu'en allant engager au Mont-de-Piété mes pauvres vè-
tements. Et devant le guichet du prêteur combien d'au-

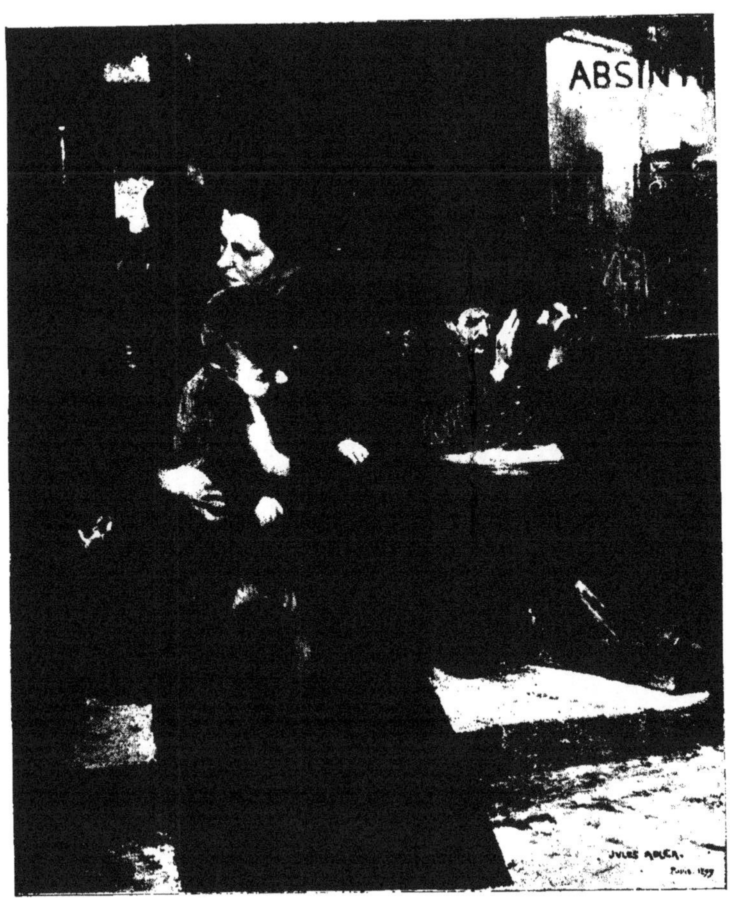

Mère! — Tableau de M. Jules ADLER.
Qu'importe au buveur la misère des siens?

tres malheureuses femmes appartenant à des mondes
bien différents étaient obligées à cette triste station par
la passion de l'alcool chez leurs maris! (*fig.* p. 39).

Ton père mis à la porte de l'usine, était redevenu

simple ouvrier et n'était plus capable de s'occuper qu'à des ouvrages grossiers.

Non seulement ma misère ne le touchait pas, mais il l'aggravait encore, en brisant les misérables restes

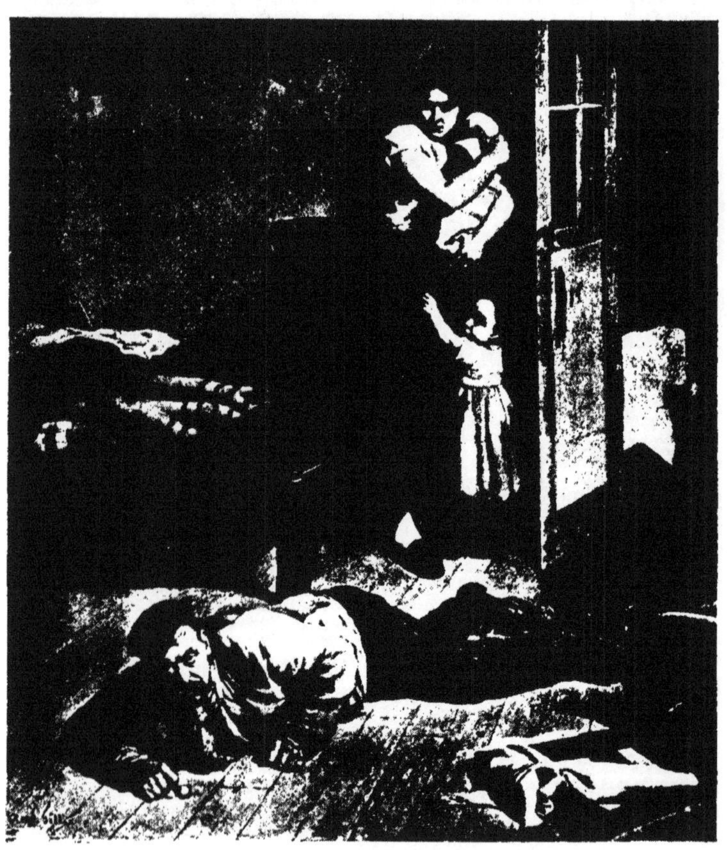

Delirium tremens. — Tableau d'André GILL.

du mobilier, lorsque j'essayais de l'apitoyer sur notre sort, de lui rappeler les bons jours d'autrefois. Il étouffait, je crois, ses remords dans ces accès de fureur (*fig.* p. 40).

Quelquefois je passais et repassais, mon enfant dans les bras, devant le cabaret où il était attablé (*fig.* p. 41), espérant réveiller ainsi sa conscience; mais, loin de s'émouvoir, il me raillait au contraire et souvent m'injuriait.

Un jour, j'eus une lueur d'espoir. Jacques, son mauvais génie, avait été condamné aux travaux forcés pour avoir torturé un enfant. Mais il était trop tard; aucune bonne influence ne pouvait plus agir sur lui. Ses nuits se passaient sans sommeil ou, s'il dormait, d'affreuses visions le torturaient.

Enfin il mourut, emporté par un accès de *delirium tremens*. Près de mourir, la conscience lui revint, et, avec un regard qui implorait la pitié, il dit ces mots : « Ma pauvre femme..., l'eau-de-vie... »

Tu me restais; mais une phrase du médecin me terrifia :

« Vos autres enfants sont morts de rachitisme, de méningite, l'un d'eux était sourd-muet; tous devaient ce déplorable état à l'hérédité; si vos soins arrivent à sauver celui-ci, né pendant les années heureuses de votre ménage, il ne doit prendre aucune boisson alcoolique, sans quoi il est perdu. »

Je t'avais caché d'autant plus facilement tous ces tristes souvenirs, que ton enfance s'est passée chez mon père où ma misérable situation m'obligeait à te laisser. Tu sais maintenant pourquoi je hais l'eau-de-vie qui a tué mon bonheur, mon mari, mes autres enfants.

COMMENT FAIRE POUR ÉVITER L'IVRESSE? — SE REPRÉSENTER LES PAROLES ET LES ACTES DE L'IVROGNE

NOTIONS A RETENIR

Action de l'alcoolisme sur la sensibilité, sur la volonté, sur la dignité.

L'alcoolique perd toute *sensibilité* : indifférent à la misère, aux souffrances des siens, il devient souvent même dur et cruel à leur égard.

La *volonté* est si affaiblie chez l'ivrogne qu'il lui est difficile de résister au désir de boire, désir accru par la sécheresse de sa bouche et de sa gorge, due elle-même aux lésions produites par l'alcool.

Tout sentiment de *dignité* disparaît chez l'alcoolique : il ne s'inquiète ni de la malpropreté de son visage et de ses mains, ni de celle de ses vêtements; incapable de diriger ses pas, il devient un sujet de risée pour les passants.

Action sur l'hérédité.

Les enfants de l'alcoolique naissent plus faibles que les autres; ils sont très excitables et, dès les premières années, sont atteints de *convulsions*, d'*épilepsie*, de *méningite* (inflammation des méninges ou enveloppes du cerveau), d'*idiotie*, de *surdi-mutité* (sourd-muet).

Tous ces enfants ont une impulsion à boire *(dipsomanie)* et sont plus facilement atteints que les autres par les diverses altérations de l'alcoolisme, notamment par l'*aliénation mentale.* Une quantité relativement faible d'alcool produit chez eux l'ivrognerie.

VII. — Isidore Balindet, commis d'ordre.

ISIDORE BALINDET, commis d'ordre à la direction des Cultes, était considéré comme le type du bon employé, de même qu'il avait autrefois, étant adjudant, obtenu les meilleures notes de ses officiers ; à vrai dire, chefs militaires et chefs civils étaient loin de le considérer comme un « aigle » ; mais ce n'est pas indispensable dans l'administration.

La qualité principale de Balindet était la ponctualité. Levé à neuf heures, il déjeunait à dix heures et demie, buvait lentement son café arrosé d'un petit verre de fine, et se dirigeait ensuite d'un pas calme vers la rue de Bellechasse, de façon à entrer à son bureau à midi sonnant. A cette heure, ses collègues déjeunaient au dehors ; il lisait donc tranquillement son journal jusqu'à midi et demi, moment où le non moins ponctuel garçon de bureau, Joseph, venait le retrouver. Ancien soldat, lui aussi, mais n'ayant jamais pu gagner que deux galons, il devait sa place, comme Balindet, à la loi qui réserve un certain nombre d'emplois civils aux militaires rengagés. Nulle ridicule vanité n'obscurcissant l'âme du commis d'ordre, une partie d'écarté commençait entre les deux anciens soldats, l'enjeu étant le prix des deux verres de « fine » apportés du café voisin par Joseph.

Vers une heure et demie, les cartes étaient remises en place et Isidore Balindet classai' la pile de lettres placées sur son bureau avec « affaires de même ordre » dans les beaux cartons verts étagés autour de la pièce. Esprit méthodique, jamais il ne commettait d'erreur, jamais une lettre d'un frère de la doctrine chrétienne ne s'égarait dans le carton des petits frères de

Marie ou de Saint-Joseph. Cette délicate besogne accomplie, Balindet sommeillait doucement, en recopiant de sa belle main les rédactions de ses collègues.

Enfin, cinq heures sonnaient, et, respectueux de la bonne règle, Balindet allait prendre l'apéritif-vermout au café des Ministères pour se préparer au repas du soir. On s'ennuie seul lorsqu'on est vieux garçon ; aussi sa pro-

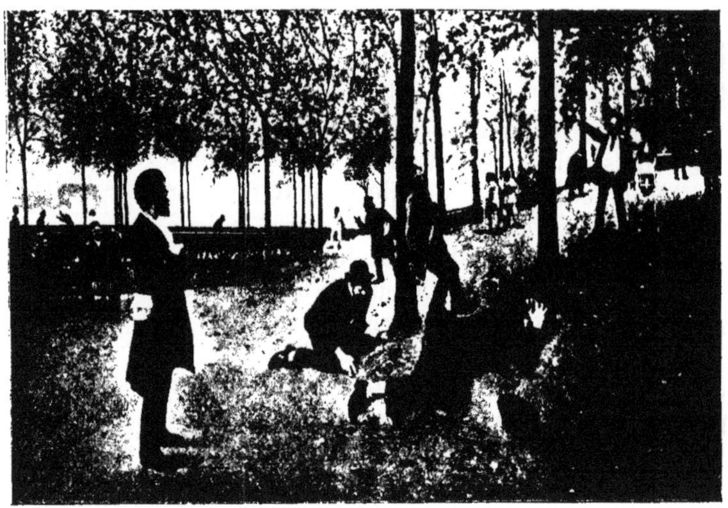

Les Fous. — Tableau de M. Jean BÉRAUD. — Phot. Braun, Clément et Cie.

menade hygiénique d'après dîner l'amenait-elle régulièrement au café des Vrais Négociants, où les habitués l'attendaient pour la partie de billard quotidienne ; on buvait quelques bocks, puis sagement chacun allait se coucher. Balindet, vous le voyez, était un employé modèle !

—◇—

Tout a une fin en ce monde, même l'âge d'or ; il en fut ainsi de la mémoire de Balindet et, par suite, de la régularité de ses classements. Les dossiers commencèrent à s'emmêler : horrible événement, le ministre des Cultes,

étudiant les titres de différents candidats à l'épiscopat,
faillit nommer évêque un rabbin dont les états de service s'étaient égarés au milieu de ceux d'un grand vicaire !!

Le ministre prit la chose gaiement en racontant le fait au
directeur ; mais celui-ci, avec la gravité qui convient, fit
de sévères reproches au chef de division, qui fut lugubre
dans son admonestation aux chef et sous-chef du bureau.
Finalement le classement des pièces fut retiré à Balindet, qui redescendit au rôle de simple expéditionnaire.

Un malheur ne vient jamais seul ; le pauvre fonc-
tionnaire s'aperçut bientôt qu'il ne pouvait plus exécuter
ses anciennes merveilles calligraphiques : sa plume
avait perdu le respect de la blancheur immaculée des
marges ; malgré l'emploi d'un transparent, ses lignes,
ses lettres elles-mêmes, qui autrefois s'avançaient avec
la régularité d'une file de baïonnettes à une revue de
juillet, chevauchaient d'une façon bizarre.

Balindet s'effraya, et comme il souffrait aussi de maux
d'estomac, il alla consulter le pharmacien de sa rue.

« Je n'y comprends rien, j'ai une vie régulière, jamais
d'excès, je suis encore jeune, je n'ai que quarante-cinq
ans ; pourquoi ai-je ainsi des troubles de la mémoire, de
la vue, du fonctionnement de la main ? Est-ce grave ?

— Le patron est sorti, lui répondit l'élève, mais je vois
votre affaire ; vous êtes affaibli par votre vie sédentaire,
il vous faut des reconstituants. Un verre à bordeaux de
notre élixir de kola apéritif et digestif après chacun des
principaux repas et dans trois semaines vous m'en direz
des nouvelles. »

Balindet obéit ; il but consciencieusement les deux
verres, et même, pour hâter la guérison, en prit un troisième au réveil, un quatrième au coucher, tout en conti-
nuant, du reste, à boire ses petits verres habituels ; rien
n'y fit, la main tremblait toujours.

Mais tout cela n'était rien, comparé à ce qui se produisit un jour : se trouvant dans le cabinet de son chef de
bureau, Balindet invita tout à coup ce dernier à le traiter
d'Éminence, attendu qu'il venait d'être nommé cardinal.

Le lendemain, ayant fait du tapage à l'Élysée, où il voulait à toute force parler du pape au président de la République, il fut envoyé au Dépôt et de là à l'hospice de

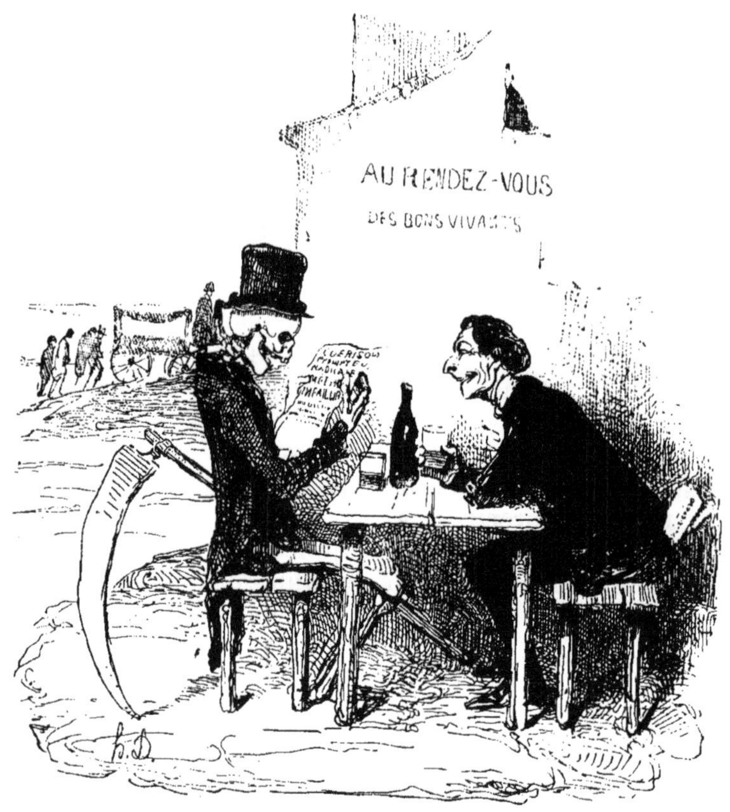

A la santé des pratiques. — Caricature de H. DAUMIER.

Ville-Évrard, où le diagnostic du Dr L... fut rapidement fait : « Délire ambitieux chez un alcoolique. »

La crise fut heureusement courte, et le jour vint bientôt où Balindet put quitter l'asile. Interrogeant alors le médecin aliéniste, il lui demanda la cause de sa maladie et ce qu'il devait faire à l'avenir.

« Je vous crois sincère, lui répondit le praticien, et vous ne vous êtes pas douté qu'en additionnant chaque jour cognac, vermout, bocks, et plus tard des préparations alcooliques pharmaceutiques, au vin de vos repas, vous absorbiez une quantité d'alcool d'autant plus nuisible que vous faisiez peu d'exercice. Maintenant vous êtes averti, et vous pouvez voir autour de vous nombre d'alcooliques qui rentrent ici pour la cinquième ou sixième fois, en attendant qu'ils y meurent.

« Si vous ne voulez pas les imiter, suivez mon ordonnance, qui est facile et économique : Ne plus absorber de boissons alcooliques, vivre à la campagne en faisant de l'exercice. »

Rentrer au ministère eût été difficile; d'autre part, Balindet avait sa pension militaire et un petit bien près de Poitiers. Il partit pour s'y installer. Dans sa jeunesse, il avait fait du jardinage, de la culture maraîchère, il s'est peu à peu remis à ces travaux au grand air qui ont fait fuir peu à peu les papillons noirs de ses anciens rêves. Il rajeunit maintenant et lorsqu'il file à bicyclette, nul ne reconnaîtrait le rond de cuir d'autrefois. En apprenant dernièrement la mort de son ancien camarade, le garçon de bureau Joseph, frappé subitement d'une hémorragie cérébrale, causée par la petite dose d'alcool bue quotidiennement, il s'est applaudi une fois de plus d'avoir suivi le conseil du Dr L...

QUI TROP BOIT NE SURVEILLE

NI SA LANGUE NI SES INTÉRÊTS

NOTIONS A RETENIR

Le petit alcoolisme chronique.

L'alcoolisme affaiblit la *mémoire :* nombre de commerçants doivent leur ruine à un oubli continuel de leurs engagements qui éloigne d'eux les clients.

Beaucoup de personnes se croient sobres parce que la quantité d'alcool bue par elles à diverses heures de la journée sous forme de *boissons fermentées* (vin, bière, cidre) ou de *liqueurs* est chaque fois peu importante; mais les verres petits et grands s'additionnent et représentent le soir un *total* important. Cette façon d'agir, à la longue, donne naissance au *petit alcoolisme chronique.*

Les principales formes du petit alcoolisme sont : les *maux d'estomac*, l'*obésité*, les *coliques du foie ou des reins*. Si l'individu ne comprend pas ces avertissements il s'expose à des affections graves : l'*hémorragie cérébrale*, la *folie*.

Les professions sédentaires prédisposent aux lésions de l'alcoolisme chronique.

Un dixième des cas d'aliénation mentale se produit chez des employés de bureau.

VIII. — Pauvre nourrisson !

(L'ALCOOL ET LA PREMIÈRE ENFANCE.)

Au début de ma carrière médicale, dit le Dr Guenot (¹), je fus appelé en toute hâte, au milieu de la nuit, auprès d'un enfant de trois mois, qui venait d'être pris subitement de convulsions.

« Cet enfant, que j'avais admiré en passant quelques jours auparavant, avait tété comme d'habitude quand la nourrice partit se coucher ; mais au lieu de s'endormir d'un bon sommeil, il s'était mis à gémir, à s'agiter, à pousser de petits cris, à se tordre en renversant la tête en arrière...; cela dura une demi-heure.

« Je le trouvai endormi, poussant de gros soupirs à intervalles inégaux,

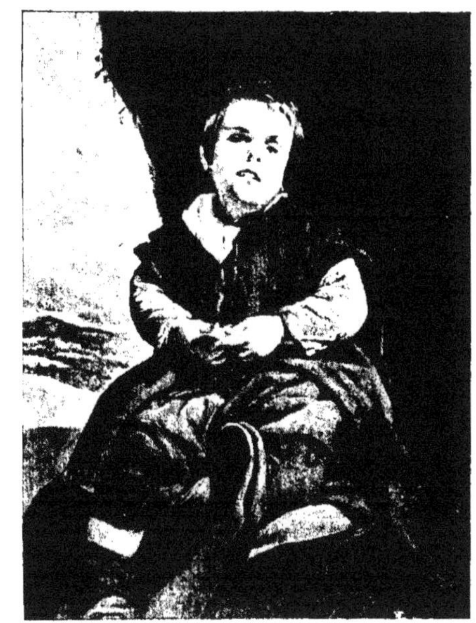

Enfant de Vallecaz (Enfant dégénéré).
Tableau de VELAZQUEZ.

avec un peu de raideur à la nuque ; pas de fièvre, rien d'anormal dans aucun organe ; l'enfant ne se réveilla pas ; quant à la nourrice, elle se portait très bien.

« Après un mois, je fus appelé de nouveau dans la

(¹) Inspecteur des enfants du premier âge. (*Gazette des Hôpitaux.*)

nuit auprès du même nourrisson atteint des mêmes accidents survenus brusquement sans cause connue : je vis sur la table les reliefs d'un repas copieux ; dans quelques contrées, quand on tue son *habillé de soie* (porc), on invite quelques amis et on fête *Saint-Boudin*, en arrosant largement la cochonnaille. La nourrice m'avoua qu'elle avait bu plus que de coutume : trois ou quatre verres de vin au lieu d'un demi-verre, puis la goutte, c'est-à-dire de l'eau-de-vie de marc... »

De semblables faits se produisent trop fréquemment dans les familles, et les mères vont chercher bien loin les causes d'accidents qui les terrifient, alors que ceux-ci sont dus simplement à l'intempérance de la nourrice. Les parents sont, du reste, souvent les vrais coupables; persuadés que les nourrices ont besoin de beaucoup boire pour avoir beaucoup de lait, ils les engagent continuellement à absorber des boissons fermentées. Résultat : des convulsions, des méningites, des diarrhées.

Il est donc important de savoir que l'alcool passe en *nature* dans le lait, une heure après son absorption, qu'il est *nuisible* au nourrisson et *inutile* à la nourrice, car il ne contient aucune substance susceptible de se transformer en lait. Si elle a soif, elle doit boire de l'eau, du lait ou de la bière (deux bouteilles par jour).

❖❖❖ *Le petit verre quotidien du matin c'est le jeton de souscription pour l'hôpital; lorsque le sac est plein, on y entre... et on y reste.*

L INTEMPÉRANCE EST LA

NOURRICE DE LA MÉDECINE

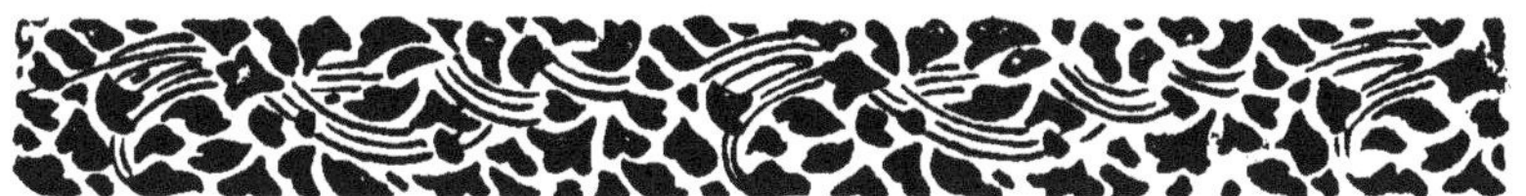

IX. — **Un Soldat** (¹).

Messieurs, mes jeunes camarades,

Je veux vous parler ce soir de *l'alcoolisme* et de ses conséquences. Je n'ai jamais pu fixer ma pensée sur cet attristant sujet sans qu'un souvenir déjà vieux de dix ans ne vienne m'assaillir. Laissez-moi tout d'abord vous le conter.

J'étais commandant de compagnie au 4ᵉ zouaves et j'avais remarqué à son arrivée au régiment un pauvre petit soldat dont la bonne volonté et le désir de bien faire se lisaient sur la physionomie : il était engagé volontaire, avait l'air un peu souffreteux, mais une bonne figure, les yeux clairs, le regard droit. Travaillant avec une ardeur un peu fiévreuse, il arriva premier du peloton des élèves caporaux, fut nommé caporal au bout de six mois, dans une autre compagnie, puis il partit en détachement pour un an en Khroumirie.

Quand il revint, je fus d'abord surpris de ne pas le voir venir à moi, car les zouaves, les gradés surtout, savaient bien que je n'oubliais pas ceux qui avaient passé par ma compagnie et un de mes bonheurs était de les voir reve-

---

(¹) *Conférence du commandant **Driant** au 1ᵉʳ bataillon de chasseurs.* Nous remercions vivement M. Driant de l'autorisation qu'il nous a donnée de reproduire sa conférence si vivante, si pleine de cœur. Par ses conseils plus encore que par sa fermeté, il en a obtenu ce remarquable résultat :

A cette heure, sur un millier d'hommes, il n'y a plus qu'*une punition d'ivresse par mois.* La compagnie qui compte le moins de cas d'ivresse dans le cours d'une année a droit à des permissions supplémentaires; or, celle qui récemment a bénéficié de cette faveur n'en avait compté que trois.

nir, le regard confiant, vers leur ancien capitaine. Il fallut qu'un jour, pendant une manœuvre, j'eus l'occasion de revoir Bernard — c'était son nom — dans une section voisine pour lui parler de nouveau, et, dès les premiers mots échangés, je fus frappé du changement qui, en une année, s'était opéré chez ce garçon. L'œil était terne et le regard fuyant, le teint plombé, les traits tirés ; j'interrogeai son lieutenant de peloton :

« Il boit, me répondit-il. »

J'essayai de lui faire entendre raison, mais je vis que le mal avait déjà fait des progrès et le malheur voulut que je le perdisse de vue de nouveau pendant quelques mois ; un jour je lus à l'ordre du régiment sa cassation : « ivresse et inconduite habituelles », disait l'ordre, et j'eus un serrement de cœur ; je désirai le revoir, mais déjà il était parti pour Constantine, les caporaux cassés passant d'office dans un régiment de zouaves d'Algérie.

Je ne songeais plus à lui, lorsqu'un jour, à Tunis, je reçus la visite d'une pauvre femme, dont les yeux, rougis par les larmes, l'attitude triste et modeste me touchèrent de suite ; en sanglotant elle m'exposa qu'elle était la mère de Bernard, qu'elle avait traversé la Méditerranée pour venir me trouver, parce que son gas — c'est le nom que les Bretons et les Vendéens donnent à leur fils — était bien malheureux et bien coupable. Dans un moment de folie alcoolique, il avait frappé un sergent, en service commandé : c'était donc le conseil de guerre, la mort peut-être, et la pauvre femme, se souvenant qu'autrefois « son pauvre petit » lui avait écrit de bonnes lettres lorsqu'il était élève caporal et que je l'avais connu honnête, sobre, bon soldat, venait me demander de prendre sa défense devant le conseil de guerre.

On ne refuse pas ces choses-là ; d'ailleurs cette douleur si navrante m'avait profondément remué ; j'allai à Constantine, et après avoir obtenu du président du conseil de guerre l'autorisation de servir de défenseur au malheureux, j'allai le voir à la prison.

Hélas ! quelle déchéance !
L'œil vitreux et fixe, les mains agitées d'un tremblement

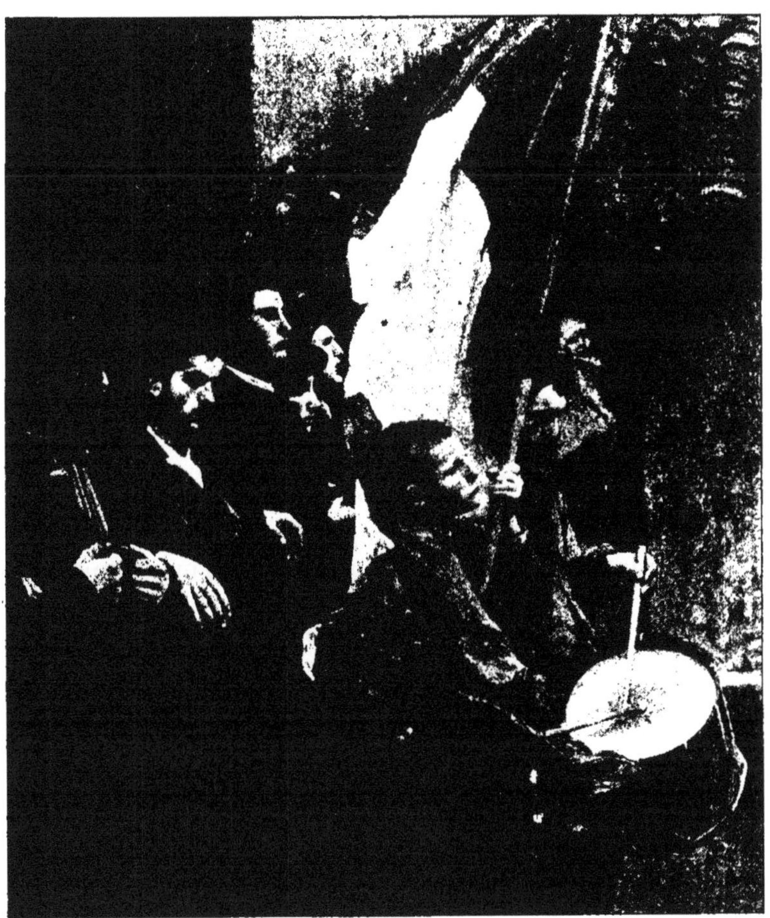

Les Conscrits.
Tableau de M. DAGNAN-BOUVERET. — Phot. Braun, Clément et Cie.
Les conscrits sont l'espoir du pays. L'armée doit être pour eux une bonne école.

continu, il restait là, regardant pendant des heures des
objets imaginaires. Il me reconnut pourtant et son regard
s'éclaira. Quand je lui rappelai ses succès comme élève

caporal, ses bonnes notes d'autrefois, je vis venir une larme au bord de sa paupière.

« Oui, me dit-il sourdement, c'était le bon temps ! »

Son histoire, chasseurs ! Oh ! elle était bien simple ; elle est celle de tant d'autres, au début du moins : mauvais camarade qu'on rencontre, faux amour-propre qui vous empêche de refuser un verre, faux amour-propre qui vous oblige à le rendre, puis l'habitude vient : pour « tuer le ver » le matin, on prend un verre de « blanche »; on le prend ensuite pour « tuer le temps », puis tout est occasion pour y revenir, fatigues, marches, tours de garde, jours de liberté ; on boit avant d'aller au tir pour se donner de l'œil, avant de partir en marche pour se donner des jambes ; on boit parce qu'on sort, on boit parce qu'on est consigné ; on s'égare dans d'infâmes cabarets, on y consomme, dans une atmosphère empestée, des liqueurs innommables, véritables poisons dont il suffit de deux verres pour abêtir ou rendre furieux, et un jour on commet l'acte irréparable. Dans un moment de surexcitation, de fureur absinthique, on frappe son sergent et quand, dégrisé, on s'aperçoit de la gravité de son acte, il est trop tard : le Code est inflexible et le conseil de guerre n'a plus qu'à appliquer la loi.

Ah ! le terrible moment, jeunes gens !

Je me souviendrai longtemps de cette séance du conseil de guerre de Constantine ; l'affaire de Bernard se jugeait la dernière ; j'étais très ému, car dans un coin de la salle une pauvre femme effondrée sur un banc étouffait ses sanglots : c'était sa mère qui, malgré mes exhortations, avait voulu être là.

J'étais ému, mais j'étais gêné surtout pour parler devant elle ; gêné, je vais vous dire pourquoi.

Pouvais-je invoquer devant le conseil l'excuse de l'ivresse ? Non, vous le savez tous : aux yeux du Code militaire l'ivresse n'est pas une circonstance atténuante ; elle est plutôt une circonstance aggravante ; car celui qui se met dans cet état et s'expose à en subir les terribles conséquences, celui-là l'a voulu, de son plein gré ; il pouvait s'abstenir, *il est donc responsable* : le Code a raison.

Ce n'était donc pas de ce côté qu'il fallait chercher l'atténuation au crime. Mais ce que je pouvais invoquer, ce que je savais par sa mère elle-même, c'est que le père, mort depuis quelques années, avait succombé aux excès alcooliques. Il me fallait parler de lui devant la pauvre

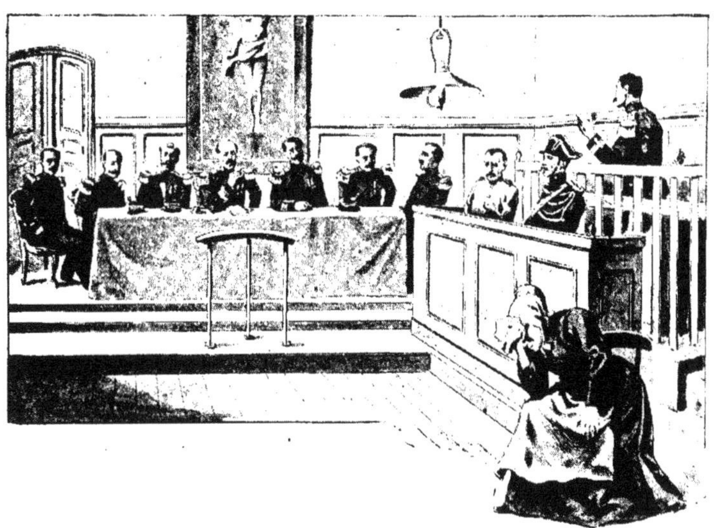
Une séance de conseil de guerre.

femme, raviver ses souffrances d'autrefois, flétrir ce vice qui avait tué son mari et fait le désespoir de sa malheureuse compagne, le flétrir surtout parce que le père l'avait infusé dans le sang de son propre enfant. Voilà pourquoi j'étais gêné.

Là pourtant était la seule excuse, et je parlai : je montrai dans ce maheureux une victime de l'hérédité ; je m'étais armé d'exemples, je citai des opinions médicales ; je prouvai que ce dégénéré avait reçu dans son berceau la tare originelle et l'impulsion instinctive vers les boissons alcooliques ; je le dépeignis bon soldat, travailleur pendant ses premiers mois de service, puis cédant par un instinct atavique aux mauvaises fréquentations ; il n'y avait qu'un ivrogne dans la compagnie ; c'était celui-là qui s'était attaché à lui dès son arrivée, parce qu'il lui avait vu un peu d'argent, les économies de la mère, fruit de pénibles journées et de longues veilles ; l'enfant avait résisté pourtant ; mais un jour, justement pour arroser ses premiers galons, il s'était laissé conduire dans un assommoir (¹) et avait fait le premier pas.

Le *premier pas*, jeunes gens, c'est en matière d'alcoolisme surtout qu'il est dangereux ; on se dit : « *Oh ! pour une fois ! je n'en mourrai pas* », et c'est fini, on est pris dans l'engrenage.

Et toujours, presque toujours chez nous, ce premier pas a été fait sous l'impulsion du *mauvais camarade*.

Ah ! celui-là, défiez-vous-en surtout, jeunes chasseurs qui venez d'arriver ; vos capitaines vous l'ont dit le premier jour : ils sont rares au bataillon, les professionnels de l'ivrognerie ; combien en ai-je vu à la prison, toujours les mêmes ? quatre ou cinq au plus ! mais il suffit d'un cas de choléra pour contaminer toute une ville. Fuyez-les comme le choléra !

J'exposai donc tout cela aux juges. Or, les officiers qui sont juges dans un conseil de guerre ne demandent qu'à se laisser convaincre de l'innocence du soldat amené devant eux. N'est-il pas de la famille ? N'est-ce pas un enfant dévoyé ? Ils ne voulurent pas rendre le fils responsable de la faute du père, et j'eus le bonheur de les convaincre en partie, puisque écartant le fait grave, celui de voies de fait envers un supérieur à l'occasion du service, le conseil ne retint que le fait de rébellion contre la force armée et prononça une peine de six mois de prison seulement.

Je vous laisse à penser quelle fut la joie de la pauvre mère, haletante dans son coin, et aussi la mienne : c'était

---

¹ On appelle *assommoirs* les cabarets où l'on ne boit que de l'eau-de-vie et de l'absinthe.

tout ce que je pouvais désirer, car, faut-il vous l'avouer, j'aurais été fâché d'un acquittement.

« Pendant ces six mois de prison, me dis-je, cet homme va perdre *forcément* l'habitude des liqueurs fortes et il pourra me tenir la promesse que je vais lui demander de ne plus jamais boire d'alcool à sa sortie de prison. »

Cette promesse, mes amis, il l'a tenue; on dit souvent

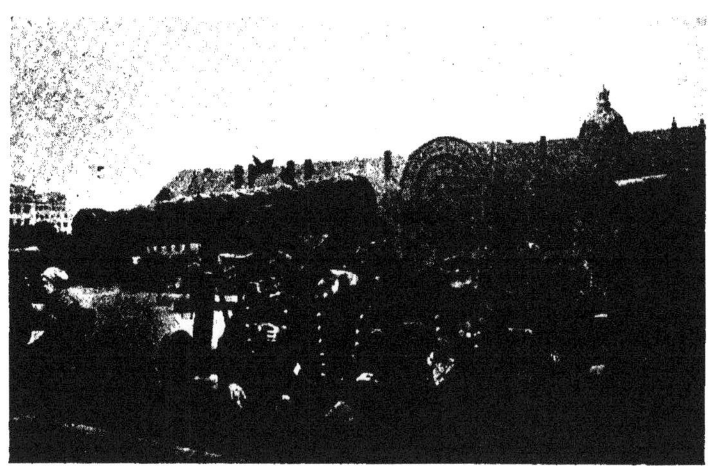

Les Invalides. — Tableau de M. Poirson. — Phot. Braun, Clément et Cie.

C'est parmi les soldats sobres que l'on trouve les vieux braves.

« serment d'ivrogne » pour exprimer le manquement le plus fréquent à la parole donnée; ce ne fut pas un serment comme celui-là que me fit mon ancien zouave; à sa sortie de prison, il acheva les quelques mois de service qui lui restaient à faire et ne mit pas une seule fois les pieds à la cantine ou au cabaret.

Au sortir du régiment et malgré sa condamnation, le directeur d'une sucrerie, à qui je racontai son histoire, voulut bien le prendre, et vous savez s'il est facile à notre époque de trouver une place avec un passé comme celui-là, puisque ceux-là même qui sont simplement privés, à leur libération, du certificat de bonne conduite n'arrivent plus à en trouver. Bernard est aujourd'hui contremaître dans cette même sucrerie : il ne boit plus que de l'eau et du café.

Il est revenu de loin !

. . . .

Écoutez-moi donc, chasseurs, je vous parle en ami, en ami de vos santés, de vos intelligences; mon devoir est de faire de vous des soldats, et des *soldats d'élite*, puisque vous êtes *chasseurs à pied*, et vous ne serez pas des chasseurs vigoureux, intelligents, vraiment courageux, si vous êtes adonnés à l'alcoolisme.

Ce n'est pas en gorgeant le soldat de petits verres qu'on le pousse au combat, car sous le coup de fouet de l'alcool il n'irait pas loin et, la griserie passée, perdant son élan, il tournerait la tête pour refaire en sens inverse le chemin parcouru. Non, quoi qu'en disent les ennemis de l'armée, ceux qui l'injurient sans la connaître ou plutôt qui lui en veulent de garder intacte l'idée sacrée de la patrie qui les gêne, ce n'est pas en le stimulant ainsi qu'on lui fait regarder la mort en face, c'est en lui parlant d'*Honneur* et de *Patrie*, comme l'ont fait vos officiers à votre arrivée, comme le font vos capitaines chaque semaine, sous une forme ou sous une autre.

Or, pour comprendre la valeur de ces deux mots qui forment notre devise, qui flamboient sur nos drapeaux, qui nous guideront au jour suprême, il faut être sain d'intelligence, avoir ses facultés intactes; pour être des gens braves, il faut être de braves gens, et les braves gens sont tempérants.

Si ma voix a pu convaincre quelques-uns d'entre vous, jeunes gens, s'il en est en ce moment qui au fond d'eux-mêmes se disent dans un généreux élan de leur conscience réveillée : *je ne boirai plus*, je marquerai d'une croix blanche cette journée et je la regarderai comme une des meilleures passées au milieu de vous.

X. — Yves Troanec.

PIERRE TROANEC, après avoir commandé longtemps un bateau d'Audierne qui, chaque année, se rendait sur le grand banc de Terre-Neuve, pour y pêcher la morue, était devenu armateur et maintenant

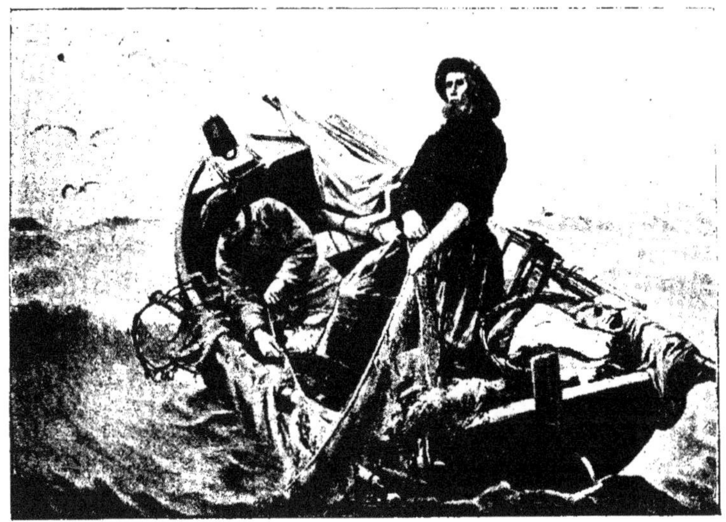

La Première leçon du mousse. — Tableau de M. HAQUETTE.
Phot. Braun, Clément et Cie.

faisait travailler les autres à son profit. Mais comme il avait « la mer dans le sang », il n'avait jamais envisagé d'autre carrière pour son fils que celle de marin. Élevé dans ces idées, celui-ci, nommé Yves, dès cinq ou six ans, connaissait le maniement d'une de ces jolies barques à voiles bleues de la baie d'Audierne et, sous la direction d'un vieux camarade de son père, avait déjà fait de nombreuses excursions en mer. Aussi, ayant de bonne heure perdu sa mère, ne rencontra-t-il aucune opposition, lorsqu'à douze ans il voulut s'embarquer sur un bateau en partance pour la pêche à la sardine ; les voyages, du reste, étaient courts, ce poisson passant à peu de distance des côtes.

Malheureusement, il n'apprit pas seulement à lever des filets : ses compagnons étaient tous de vieux buveurs et, au cours de la pêche, « pour combattre l'humidité de l'air » ainsi qu'au retour, « pour combattre l'ardeur du soleil, » ils lui enseignaient le culte des petits verres.

Pierre Troanec n'ignorait pas que ses hommes buvaient et, même, chose triste à dire, il leur payait souvent une partie de leur salaire en alcool. Fort buveur lui-même, il ne voyait pas grand mal à ce que son fils se « rinçât la dalle » de temps en temps.

Quant à Yves, au début il avait goûté avec répugnance l'eau-de-vie très forte et de mauvaise qualité qu'on lui offrait et, s'il n'avait pas fait la grimace, c'était pour « faire l'homme » et ne pas avoir l'air d'un « moussaillon de quatre sous ». Puis il s'était habitué à cette âcre boisson et ne négligeait aucune occasion de s'en verser des rasades.

Quelquefois cependant sentant que cet alcool lui faisait mal et écoutant les bons conseils de quelques sages amis qui s'intéressaient à lui, il essayait d'être plus sobre, mais une impulsion plus forte que sa volonté le contraignait bientôt à céder de nouveau à sa passion.

Il n'avait pas, du reste, la tête solide et, même à dix-huit ou vingt ans, il était rapidement gris. Pierre Troanec en était humilié « Mon gars n'est pas d'attaque, disait-il ; à son âge, à peine aurais-je été gai avec cette ration ! Ah ! les fils ne valent pas les pères ? »

Si, pour la boisson, l'armateur était, lui, resté « d'attaque » et ne quittait la table qu'après avoir vu rouler au-dessous ses compagnons, sa santé n'en était pas meilleure : une épidémie de choléra s'étant produite à Audierne, il fut balayé en quelques heures par cette maladie, les habitudes de cabaret ayant aboli en lui toute résistance vitale. Yves avait déjà fait plusieurs voyages à Terre-Neuve en qualité de second ; la mort de son père le rendait propriétaire de la petite flotte ; il en prit le commandement.

La pêche à la morue s'opère de la façon suivante : un grand navire amène sur les fonds où se trouve le poisson un abondant personnel de marins qui, arrivés en ce point, quittent, chaque jour le bateau sur de petits canots pouvant contenir chacun deux hommes. Ces pêcheurs tendent leur ligne à une certaine distance du navire, variable suivant l'abondance de la morue, et le soir reviennent à bord pour y déposer le poisson, souper et dormir.

L'important pour les hommes des canots est de ne jamais perdre de vue le navire et, si le temps devient mauvais ou si un brouillard s'élève, de pouvoir gouverner au plus vite pour le rejoindre. Afin d'éviter que les pêcheurs ne perdent leur sang-froid, il est de règle sur les bateaux terre-neuviens bien commandés d'interdire d'emporter de l'eau-de-vie dans les canots ; mais cette utile prescription n'est pas toujours observée : le résultat est que les canots manœuvrés par des hommes ivres s'en vont à la dérive et sont renversés par les vagues.

Yves Troanec, à diverses reprises, ne revit plus, pour cette raison quelques-uns de ses marins. D'autres, également en état d'ébriété, eurent un sort aussi affreux ; dans ces parages très fréquentés, il est indispensable de surveiller continuellement la mer afin de se garer à temps de l'approche de gros vaisseaux qui peuvent par leur choc couler en une seconde les légers canots. Or l'ivresse endort toute prudence. Quand pareil sinistre se produisait, Yves donnait, il est vrai, des ordres rigoureux et faisait son devoir. Mais il ne se sentait pas toujours obéi ; de fausses manœuvres rendaient le sauvetage impossible, et sa conscience était bourrelée de remords : la nuit, dans ses rêves, il voyait quelque malheureux naufragé cramponné à une épave, ballotté par les vagues, et luttant contre la mort.

Encore n'avait-il dans ce cas qu'une responsabilité indirecte, mais son intempérance lui réservait une plus terrible épreuve.

Un soir que la pêche avait été très abondante, il avait régalé tout le monde à bord et fait lui-même de copieuses libations; l'effet de pareils excès ne se fit pas attendre. Il fut soudain pris d'un accès de fureur durant lequel il

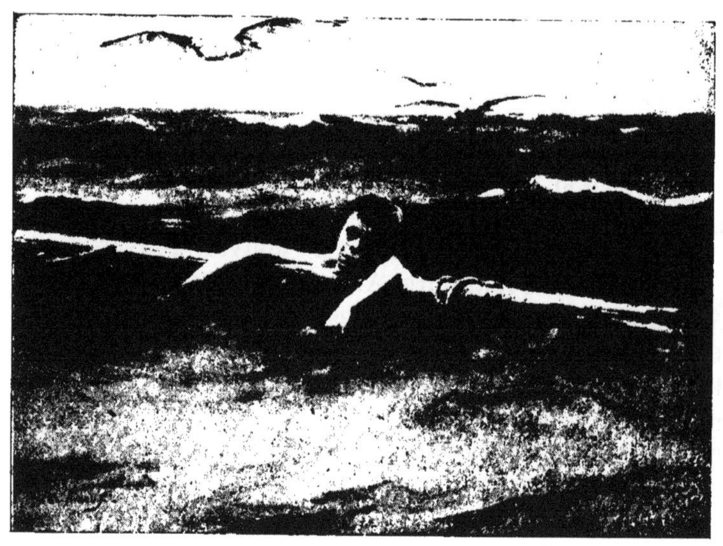

En dérive. — Tableau de Renouf. — Phot. Braun, Clément et Cie.

brisa tous les instruments de précision nécessaires pour assurer la direction du navire. Les hommes qui avaient gardé quelque sang-froid essayèrent bien de le maîtriser, mais ne purent y parvenir que trop tard; le mal était fait.

Lorsque le lendemain Yves reprit son bon sens il ne put que constater la gravité de son acte. Pour comble de malheur le bateau abandonné à lui-même pendant plusieurs heures s'était, sous l'action d'un vent violent, éloigné de la région des pêcheries et du chemin que suivent les transatlantiques. Ne sachant plus comment s'orienter, Yves errait depuis plusieurs jours sur la mer, lorsque enfin un vaisseau de guerre français rencontra le navire en voie de perdition ; un des marins ayant dénoncé sa conduite, il fut immédiatement mis aux fers.

Rentré en France, il fut condamné à plusieurs années de prison avec interdiction de commander à l'avenir sur un bateau :

« Ces cas d'intempérance, avait dit le ministère public

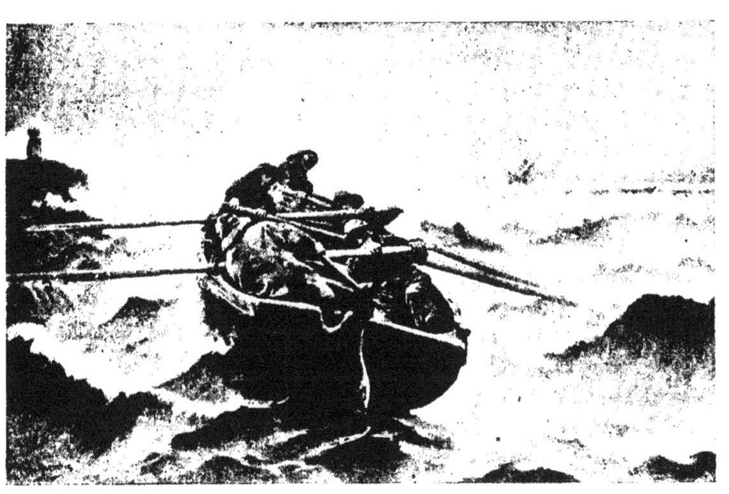

Surpris par l'orage.
Tableau de M. HAQUETTE. — Phot. Braun, Clément et Cie.

devant le conseil de marine, deviennent trop fréquents parmi les chefs, il est nécessaire de faire un exemple. Celui qui, suivant la formule, est le maître après Dieu sur un navire est comptable de la vie de ses hommes et ceux-ci ne peuvent être à la merci d'une bouteille d'eau-de-vie. »

L'ALCOOL DÉTRUIT SANTÉ ET FORTUNE

NOTIONS A RETENIR

I. — L'alcoolisme dans l'armée.

L'alcoolisme est une des principales causes de la *diminution* de la *taille des conscrits*. Le minimum accepté pour les soldats français était déjà le plus faible d'Europe, pour pouvoir assurer le recrutement, on a dû récemment le supprimer.

L'alcoolisme est un **dissolvant** de la *discipline,* c'est le pourvoyeur ordinaire de la salle de police, de la prison, des compagnies de discipline. De plus, l'alcoolique est un mauvais tireur, un mauvais marcheur.

Le Code militaire considère l'ivrognerie non comme une cause *atténuante* des délits ou des crimes, mais comme une cause *aggravante.*

II. — L'alcoolisme dans la marine.

La statistique montre que l'alcoolisme provoque **70 pour 100** des pertes des navires. Chaque année, quantité de bateaux font naufrage parce que les hommes chargés de la surveillance de la mer, abrutis par l'alcool, n'ont pas fait leur devoir.

III. — L'alcoolisme dans les colonies
et dans les mers du Nord.

Les effets de l'alcool sont particulièrement nuisibles dans les pays à climat extrême, chaud ou froid (Tonkin, Madagascar, Chine, Islande); les Français qui y continuent l'usage des boissons spiritueuses tombent rapidement malades.

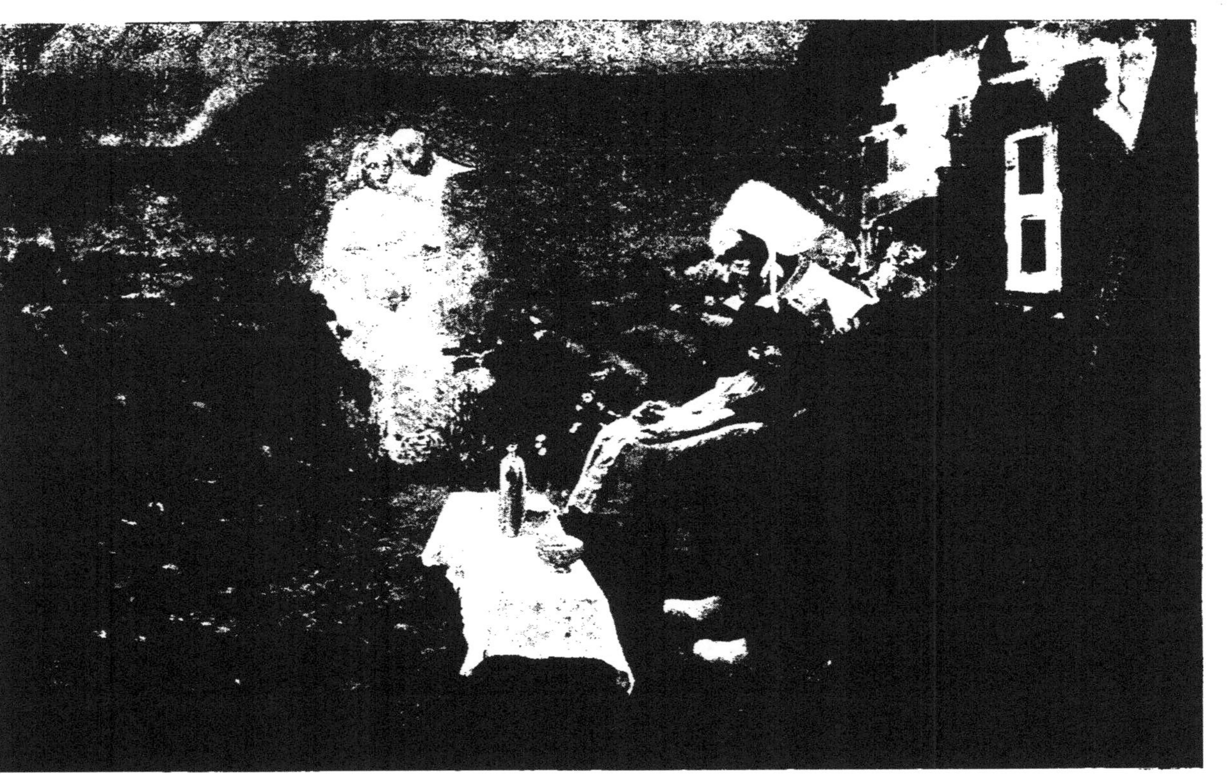

La Cinquantaine. — Tableau de M. HIRSCHFELD. — Phot. Canellas.
Le marin sobre vieillit assez pour voir le bonheur de ses enfants.

XI. — L'Absinthique.

Vous connaissez tous le grave événement qui a désolé hier la commune. Un chemineau était entré au cabaret et y avait bu plusieurs absinthes, payant ses consommations avec de l'argent qui, on l'a su plus tard, était le produit d'un vol. Personne ne s'occupait de cet inconnu lorsque soudain il entra en fureur, et sans aucune provocation, se précipita sur un cultivateur assis à une table voisine et le blessa de plusieurs coups de couteau. Maîtrisé avec peine par quelques courageux jeunes gens, lié avec des cordes qu'il réussit deux fois à rompre, il fut enfermé à la mairie, où bientôt il fut pris des mouvements convulsifs d'une attaque d'épilepsie, puis il finit par s'endormir d'un sommeil de plomb et, ce matin, lorsque les gendarmes sont venus le chercher, il n'avait plus aucun souvenir de son meurtre de la veille.

Ce n'est ni le premier, ni malheureusement le dernier crime produit par l'absorption de l'absinthe. Cette liqueur est plus nuisible que l'eau-de-vie parce qu'en dehors de l'alcool qu'elle contient en quantité égale ou supérieure à l'eau-de-vie, l'essence qui entre dans sa composition et qui lui donne sa saveur est un poison violent. Quelques-uns de vous se souviennent peut-être de l'expérience faite pour prouver l'action de cette essence. Si, prenant deux cuvettes renfermant des poissons, on jette dans l'une des gouttes d'acide prussique et dans l'autre de l'essence d'absinthe, les poissons meurent plus vite dans celle-ci que dans la première.

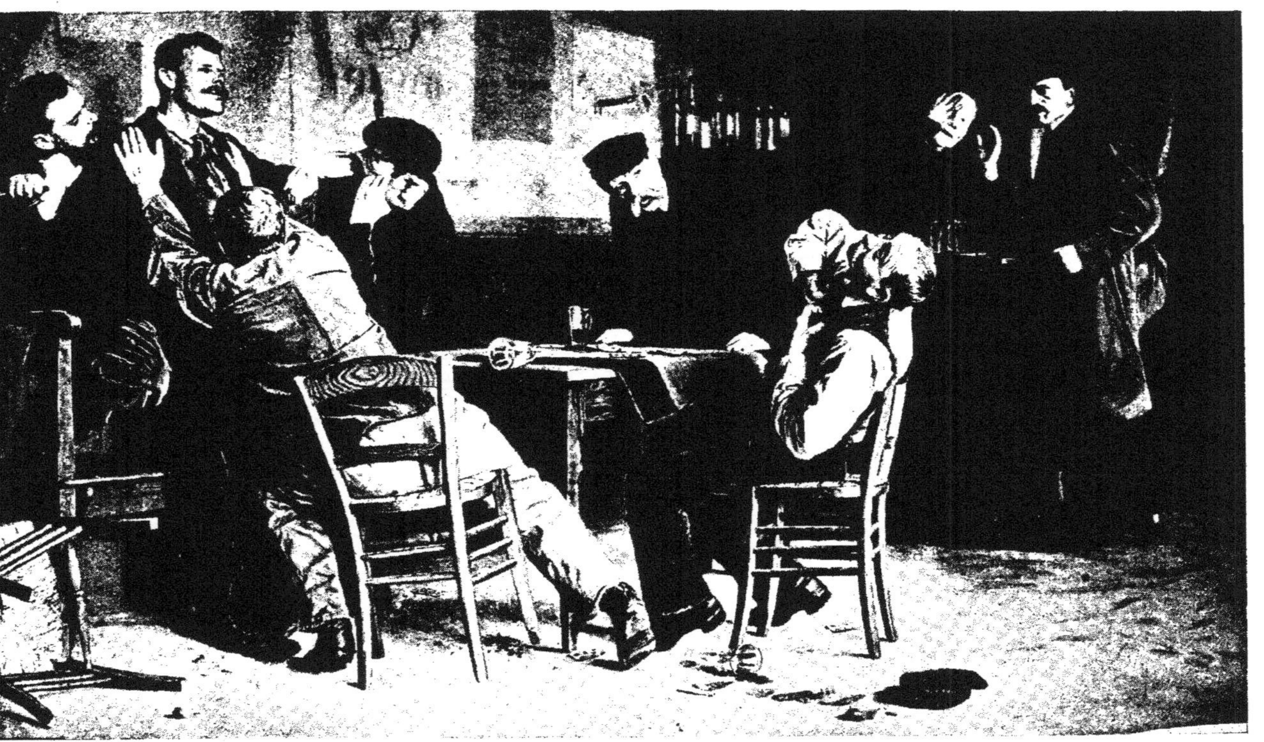

Le Coup de la fin. — Tableau de M. Remy COGGHE. — Phot. Neurdein.

Il suffit de regarder les absinthiques pour connaître leur funeste passion : leur visage est altéré, l'expression le plus souvent brutale, le regard brillant, mobile, inquiet. Certes, tous ne commettent pas des crimes, tous ne sont pas saisis de l'impulsion homicide, mais tous sont menacés d'en être atteints. Tel qui aujourd'hui est pris d'un étourdissement, d'un trouble léger de la vision qui rend sa marche hésitante peut demain être pris d'un accès de délire furieux et se livrer aux pires excès.

Un fait semble incompréhensible dans la scène d'hier : la cause du crime. Son origine est certainement une hallucination, c'est-à-dire un état dans lequel on sent, on voit, on entend des choses qui, en réalité, n'existent pas. Lorsque le meurtrier, poussé par une force irrésistible, s'est précipité sur un paysan buvant tranquillement son cidre, celui-ci s'était sans doute transformé pour lui en un terrible ennemi.

Un auteur célèbre, Edgard Poe, mort dans une attaque de *delirium tremens* produite par l'absinthe, a décrit une de ses propres hallucinations de la façon suivante : « A travers les ténèbres enflammées de lueurs rouges, des formes monstreuses s'agitaient de façon fantastique, au bruit d'une discordante mélodie, tandis que, pareille à un flot rapide et spectral, une foule hideuse se précipitait vers moi sans relâche en riant. » Affolé par des visions semblables, le buveur d'absinthe essaye de s'en délivrer par un acte de violence qui, fatalement, atteint le premier venu.

L'exemple d'Edgar Poe n'est pas isolé et bien d'autres hommes de valeur ont vu s'effondrer leur intelligence et leur vie sous l'action du « poison vert ».

Alfred de Musset, le grand poète, est mort encore très jeune, brûlé par les excès. Encore a-t-il eu la chance de mourir en plein succès, mais combien d'autres artistes, sous l'effet des mêmes causes voient progressivement disparaître leur talent et se survivent à eux-mêmes, objets de honte et de tristesse pour leurs parents, pour le public

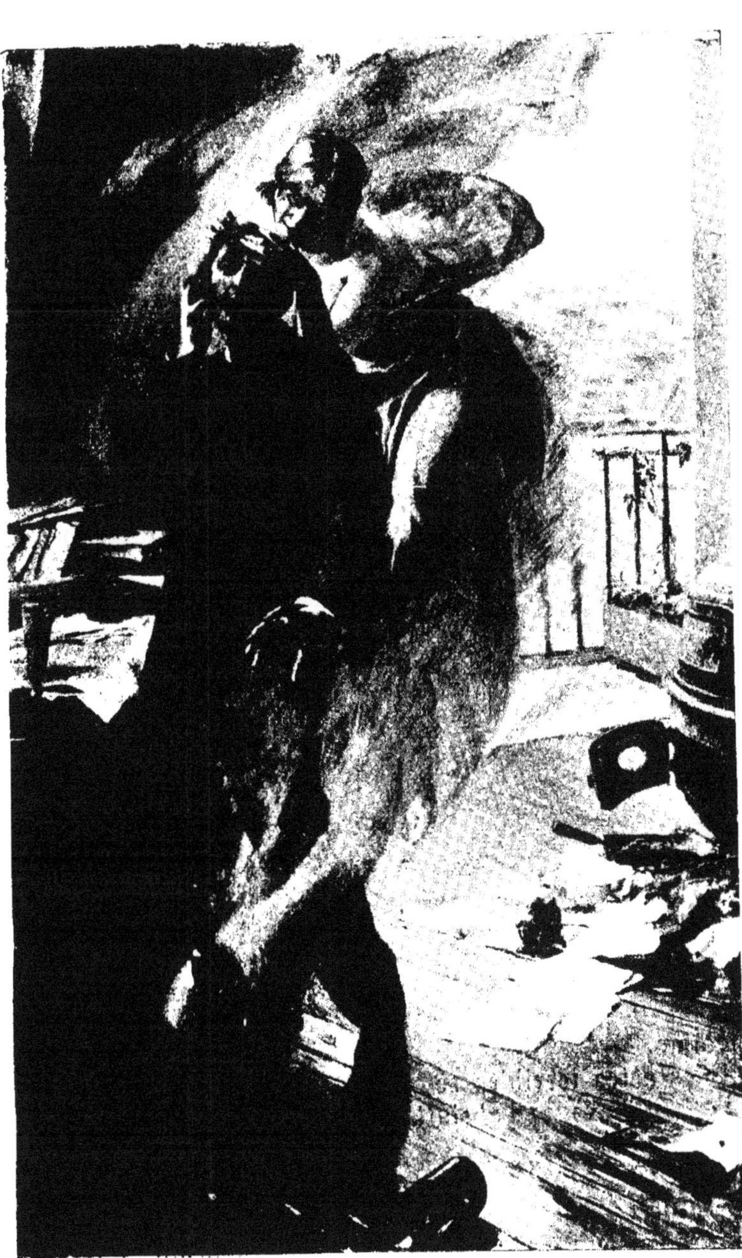

La Muse verte. — Tableau de M. MAIGNAN.

qui, se souvenant de leurs œuvres, déplorent leur irrémédiable déchéance. Tel fut le cas de Courbet, qui, après avoir été chef d'une nouvelle école de peinture, était devenu à la fin de sa vie incapable de tout travail et ne se plaisait plus que dans la société d'ivrognes. Qui enfin aurait pu reconnaître dans une sorte de loque humaine affalé sur un banc et répétant incessamment le même mot, le poète admiré autrefois par tous, Baudelaire ! On cite aussi des savants, des officiers auxquels on présageait le plus brillant avenir, dont l'intelligence a ainsi disparu étouffée par l'absinthe ou l'eau-de-vie. Les hospices d'aliénés contiennent nombre de femmes auxquelles l'absinthe a fait perdre la raison.

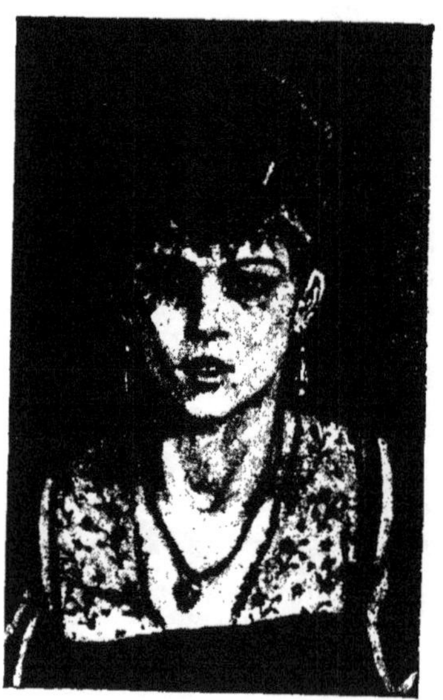

La Femme absinthique, de Rops.

Et ces individus ne nuisent pas seulement à eux-mêmes, eux aussi sont à certaines heures capables de crimes. L'auteur dramatique Théodore Barrière a lui-même raconté qu'il ne s'était corrigé de ses habitudes d'absinthe qu'à la suite d'une impulsion épouvantable le poussant à l'assassinat de sa jeune femme.

Ces actes terribles se produisent plus fréquemment chez les buveurs d'absinthe, mais il sont loin d'être rares chez les simples buveurs d'eau-de-vie.

Tous les jours nos biens et nos personnes sont à la merci d'individus qui, étant alcooliques, peuvent nous nuire par leur maladresse ou leur méchanceté : ouvrier qui détériore une montre qu'on l'avait chargé de réparer,

un meuble précieux, cuisinière mettant le feu à sa cuisine
et à la maison, mécanicien faisant dérailler un train,
architecte ou entrepreneur ne donnant pas à des murs
une assise suffisante, sans parler des voleurs, des assas-
sins qui sont presque toujours d'incorrigibles buveurs.

*❖❖❖ Il n'y à point de défauts que l'ivresse ne
découvre et qu'elle n'augmente, parce qu'elle
chasse la honte qui s'oppose aux mauvaises ac-
tions. Quand une fois la chaleur de l'alcool s'est
emparée de l'esprit, elle pousse dehors tout ce
qui s'y trouve de mauvais, car si l'ivresse ne
crée pas le vice, elle le met à nu.*

*C'est alors que l'homme perd toute bienséance;
c'est alors que l'indiscret ne sachant plus contenir sa langue publie le secret qui lui a été confié;
c'est alors que l'insolent sent augmenter son
arrogante fierté, le cruel sa violence, et l'envieux
sa malice. Enfin c'est alors que tous les vices
éclatent et se manifestent ouvertement.*

SÉNÈQUE.

MARCHÉ CONCLU AU CABARET

DONNE TOUJOURS DES REGRETS

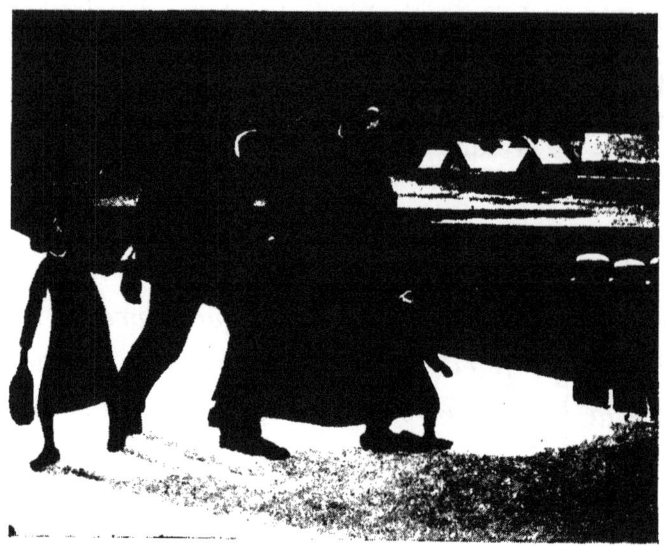

L'Ivrogne. — Tableau de E.-J.-J. LAERMANS.

NOTIONS A RETENIR

Les dangers de l'absinthe et des apéritifs.

L'*absinthe*, le bitter, le genièvre, le kirsch, le vermouth sont plus nuisibles que l'eau-de-vie :

1° parce que l'alcool employé est additionné d'essences qui sont des poisons violents ;

2° parce qu'il est souvent de mauvaise qualité.

L'absinthique souffre des maux produits par l'eau-de-vie ; mais l'empoisonnement provoque en outre, comme signes spéciaux : des *troubles nerveux* (hallucinations, vertiges, sensation de brûlure, fourmillement) ; — des accès de *fureur* (delirium tremens) ; — des attaques d'*épilepsie ;* — enfin la *démence.*

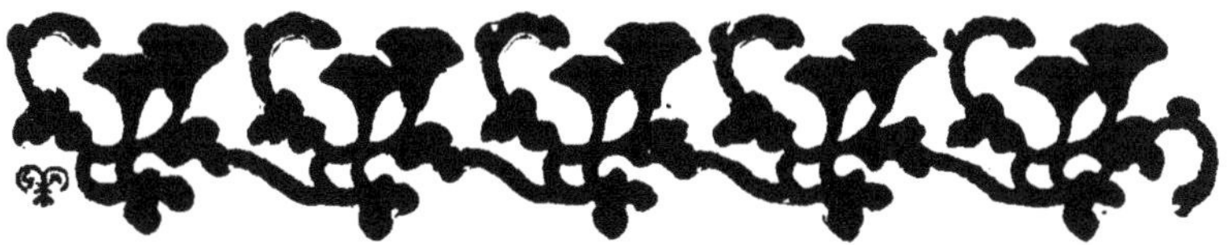

XII. — Les moyens de combattre l'alcoolisme.

DEUXIÈME LEÇON DANS UNE ÉCOLE MIXTE.

DANS la première partie de cette leçon, je vous ai parlé de l'usage de l'absinthe, de l'*absinthisme* qui est la forme la plus rapide et la plus intense de l'alcoolisme.

Dans une société, tout le monde est solidaire et l'on ne souffre pas seulement de ses propres vices, mais des vices d'autrui ; il ne suffit pas d'être sobre soi-même : nous avons le plus grand intérêt, tous, à empêcher les autres de devenir alcooliques, puisque c'est nous qui payons, sous forme d'impôts, les hôpitaux, les prisons, les frais d'assistance publique aux individus devenus incapables de tout travail. Bien heureux encore lorsque, comme dans le cas d'hier, ce n'est pas notre propre vie qui est en jeu.

Nous connaissons le mal, examinons maintenant ce qu'il convient de faire pour le combattre.

Le mieux est d'abord de s'affilier à une société de tempérance (¹) où l'on prend l'engagement de ne jamais boire d'eau-de-vie ou de liqueurs. La volonté à votre âge est chancelante, il lui faut des étais ; vos camarades tempérants jouent cet office auprès de vous, mais si le rôle de l'association s'arrêtait à ce serment, son utilité serait douteuse. Ces œuvres doivent poursuivre un but plus élevé ; et

---

(¹) La Société l'Union française antialcoolique dont le siège est rue de Latran, 5, adresse aux personnes qui veulent créer des sections de tempérance, des formules de statuts. Elle publie un journal, « L'Alcool », qui sert de lien entre les sections et leur fournit tous les renseignements utiles.

pour avoir un résultat effectif et prolongé, il est indispensable qu'elles créent un centre d'entente mutuelle et de délassement. Si l'on apprend que l'on s'amuse aux réunions de votre société, on demandera à en faire partie et la constatation que l'on peut passer le temps agréablement, sans se livrer à la boisson, amènera plus vite les adhésions que de longues homélies. Le premier devoir d'un

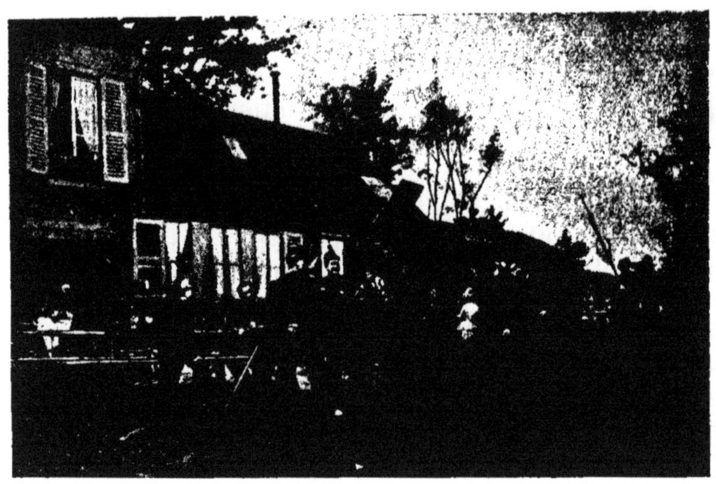

Le Jeu de tonneau.
Tableau de M. GRULLERON. — Phot. Braun, Clément et Cⁱᵉ, édit.

président de tempérants est donc de chercher un local, d'y créer des jeux, en donnant la préférence à ceux qui se pratiquent en plein air (tonneau, boules, arc, tir au pistolet, à la carabine), mais sans négliger ceux d'intérieur (cartes, dominos, échecs, dames) qui occuperont les jours de pluie ou de grand froid. S'il peut y créer aussi un orphéon, ce sera encore un bon moyen d'y attirer et d'y retenir des amis.

Souvent les soldats dépaysés, loin de chez eux, ne se rendent au cabaret que faute d'un centre où ils puissent rencontrer des camarades sympathiques. Il convient

donc de les attirer auprès de vous, de faire connaître
votre œuvre à leurs chefs de façon qu'ils vous adressent
les nouveaux arrivants.

Les réunions doivent être familières, cordiales ; tout le
monde doit s'y sentir chez soi et non en tutelle. Dès l'été
venu, il conviendra d'organiser des concours de marche,
de canotage, de bicyclette, de tir, qui démontreront la

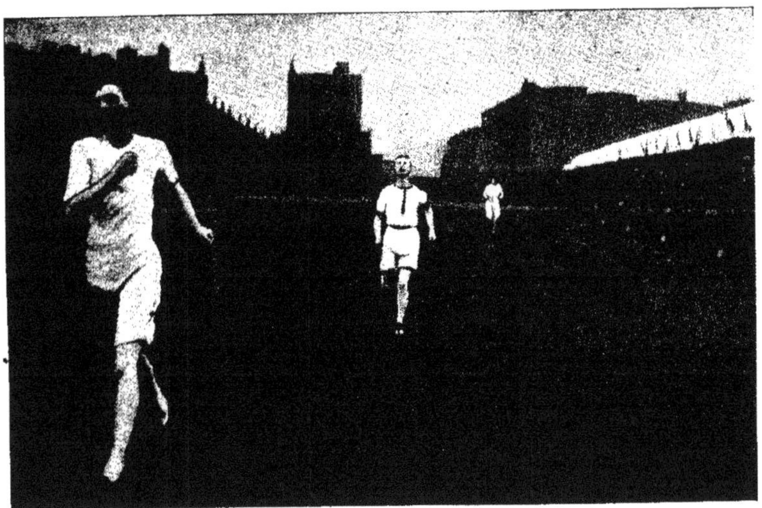

Concours de marcheurs. — Photographie instantanée.

supériorité du tempérant sur le buveur au point de vue de
l'adresse, de la résistance à la fatigue. Outre la distrac-
tion que procurent ces exercices, le public y verra la dé-
monstration pratique de la supériorité de la tempérance.

Surtout n'allez pas vous glorifier de votre sobriété et
mépriser ceux qui boivent : souvent n'ayant pas reçu
l'enseignement que l'on vous donne ici, ils n'ont pas
connu le péril auquel ils s'exposaient et ont été entraî-
nés par des individus aussi ignorants qu'eux.

Pour combattre l'alcoolisme avec chance de succès, il
faut se rendre bien compte des conditions dans les-

quelles on devient alcoolique. M. Buisson (¹) a dit avec raison :

« Quand l'ouvrier, le paysan, l'homme du peuple, l'employé, à la fin d'une journée ou dans un moment de repos, ou dans un jour de congé, éprouve le besoin d'aller boire un coup, il n'a pas seulement envie de

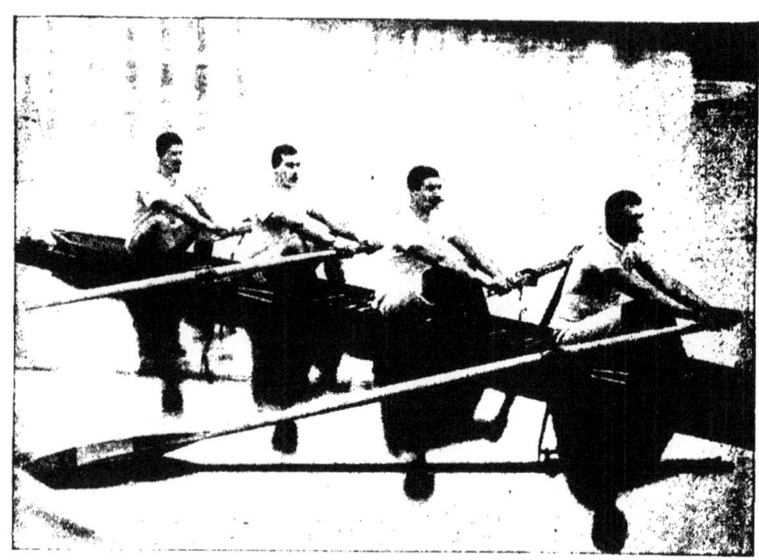

Équipe de canotiers.

caresser son palais par le contact de l'alcool. Il y a autre chose. Il y a d'abord un plaisir assez délicat dont tout homme a besoin, le plaisir de se faire plaisir, de s'accorder un peu de superflu, de se dire : « Eh bien, maintenant la tâche est finie, le harnais déposé, qu'est-ce qu'on pourrait faire pour s'amuser ? » L'homme est un être qui a besoin de société et cette société il la cherche au cabaret, car chez lui il est seul et s'ennuie. »

(¹ Professeur de science de l'éducation à la Sorbonne, ancien directeur de l'enseignement primaire au ministère de l'Instruction publique.

Les centres de réunion dont je vous ai parlé précédemment répondront à ce besoin, mais ils intéressent

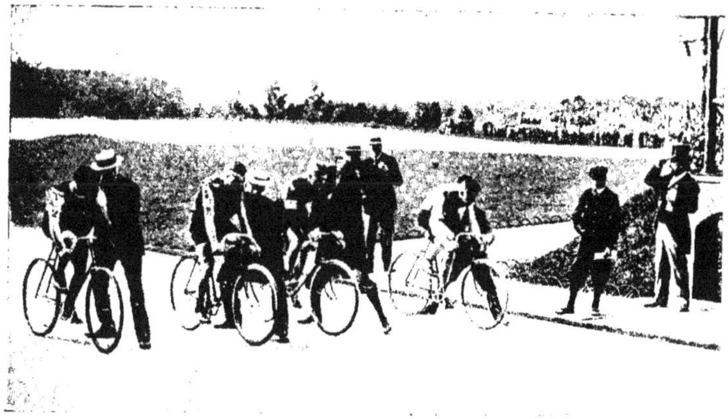

Concours de bicyclistes. — Photographie instantanée.

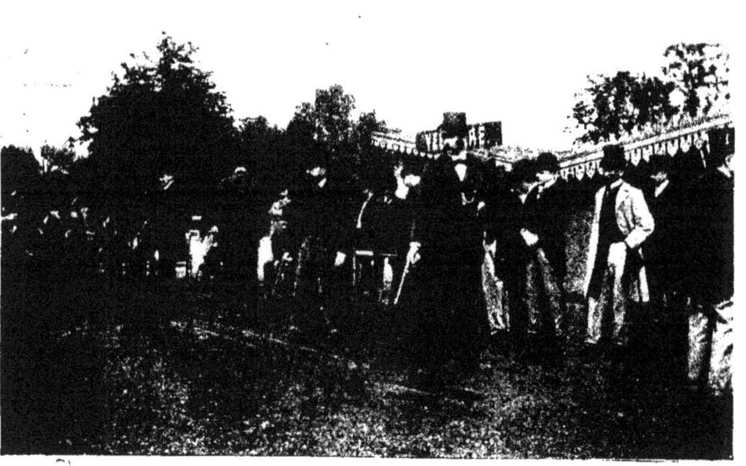

Concours de tireurs.

surtout le célibataire. Or, l'homme marié continue ou contracte des habitudes d'alcoolisme, il a cependant, lui, un intérieur, le désir de le posséder est même souvent une des raisons importantes du mariage. D'où vient donc le mal?

La vérité, il faut le dire, non comme une excuse, mais comme une explication des habitudes de cabaret, est que cet intérieur existe bien en théorie mais pas toujours en fait. Ici je m'adresse plus particulièrement à vous, jeunes filles, qui serez plus tard des femmes et des mères, pour vous avertir que la façon dont vous tiendrez votre ménage, dont vous éleverez vos enfants, aura souvent une grande influence sur les séjours de vos maris au dehors de chez eux. « Quand la femme, a dit M. Bayet (¹), ayant véritablement le sentiment de son rôle et de son devoir, saura, sans grande dépense, donner au logis un aspect aimable, souriant, quand l'ouvrier rentrant le soir, trouvera la table bien mise, qu'on lui servira de bonne soupe, que le logis l'entourera, en quelque sorte, d'affection et de gaieté, il n'aura plus aussi souvent la tentation de s'arracher à sa femme et à ses enfants pour aller boire au cabaret. »

Pour rendre la maison plaisante, il faut de l'ordre, de la propreté et ce luxe à bon marché que donnent les fleurs, il faut aussi de l'exactitude, un peu de cette science qu'on essaye de vous donner ici par l'enseignement ménager et dont l'art de la cuisine est la base; il faut enfin de la bonne humeur qui remplit de soleil le plus pauvre logis.

Souvenez-vous de la charmante phrase de Michelet : « La femme, c'est le dimanche de l'ouvrier; faites votre possible pour être le dimanche du mari qu'un dur labeur accable souvent pendant de longues heures et qui, trouvant près de vous la détente à ses fatigues, à ses préoccupations, à ses ennuis, n'ira pas la chercher ailleurs. »

Si cependant, malgré vos soins, votre mari, vos fils, vos frères, vous semblent prendre des habitudes de cabaret, votre rôle ne peut se réduire au silence. Craindre de

---

(¹) Directeur de l'enseignement primaire, au ministère de l'Instruction publique.

donner un bon conseil, d'insister affectueusement pour retenir auprès de soi un être cher, sous prétexte qu'on évite ainsi une discussion pénible, c'est se préparer des remords pour l'avenir. Les mauvaises habitudes une fois prises, il sera trop tard pour agir. Souvenez-vous que mari et femme doivent se soutenir l'un l'autre dans la vie, que la bonne direction à donner aux enfants ne constitue pas pour les parents un droit mais un devoir.

Je n'ai pas fini; vous-mêmes ,enfants, vous êtes quelquefois, par votre conduite, une des raisons ou tout au moins un des prétextes du peu d'attrait que l'ouvrier a pour son intérieur.

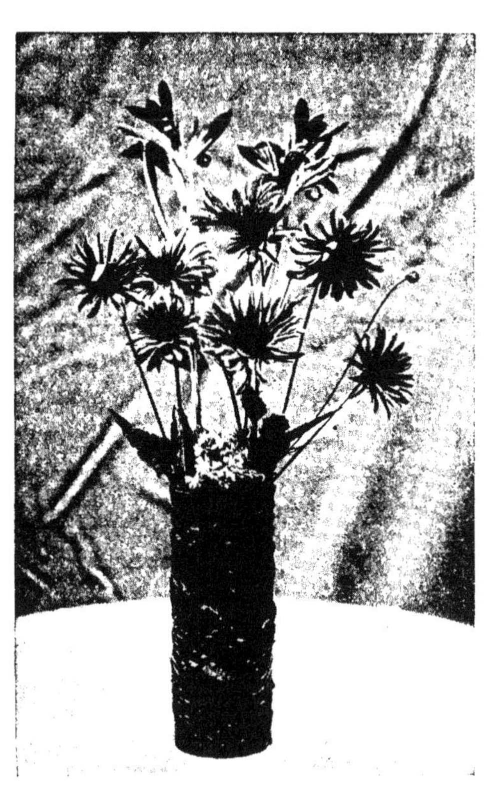

Vase de fleurs.

Dernièrement, le grand frère de trois d'entre vous auquel je reprochais de s'attarder au cabaret avant de rentrer à la maison me disait : « Après ma journée, je suis las, j'ai besoin d'un peu de calme, de repos, de silence autour de moi; je voudrais pouvoir, avant qu'on serve le dîner, réfléchir au travail fait, à celui du lendemain; lire un journal, un livre pour changer mes idées, comment pourrais-je le faire au milieu du bruit assourdissant que font mes frères et mes sœurs en jouant? C'est leur droit puisque eux aussi ont travaillé; alors je vais au café et je ne rentre qu'au moment du repas. Je ne tiendrais pas à boire, mais il le faut bien, et lorsqu'on est avec des camarades, un verre en entraîne un autre. »

Vous voyez, mes enfants, que vous aussi vous pouvez être utile à cette œuvre de l'antialcoolisme où tous les concours sont demandés, car ils sont tous nécessaires pour lutter contre un fléau qui, à bref délai, amènerait la destruction de toutes les forces vives de notre pays.

✥✥✥ « *La moisson sera belle, buvons* aujourd'hui, *nous travaillerons* demain. » *L'orage, lui, n'attend pas que toutes les bouteilles soient vides, il passe et détruit tout. Le riche d'hier tombe à la misère, à qui doit-il s'en prendre?*

✥✥✥ *La vigne produit trois grappes : celle du plaisir, celle de l'ivresse et celle du repentir. La première coupe de vin est celle de la santé, la seconde celle du plaisir, la troisième celle de l'intempérance, la quatrième celle du délire.*

✥✥✥ *« Il y a un Dieu, dit-on, pour les ivrognes », c'est, en tout cas, une divinité bien oublieuse. Il ne les protège ni contre le soleil qui les frappe d'insolation, ni contre le froid qui les gèle. Un homme sobre se fût tiré de ces mauvais pas sans trop de dommage.*

PAR L'ALCOOL LA RACE S'ÉTEINT

NOTIONS A RETENIR

Que faut-il boire en été ? en hiver ?

Est-il logique de boire de l'eau-de-vie en été pour se *rafraîchir,* en hiver pour se *réchauffer ?*

Que boire au café en été ? dit l'alcoolique ; il n'y a rien de rafraîchissant en dehors de l'absinthe. Voici la réponse :

De la limonade (sirop, eau de seltz) ; — de la citronade glacée (eau, glace, citron) ; — de l'orangeade glacée (eau, glace, orange) ; — de la menthe à l'eau (sirop, eau) ; — de l'eau avec les sirops des différents fruits (grenadine, groseille, etc.) ; -- des glaces à la vanille, au café, à l'ananas, au citron, à la pistache, etc. ; — du café froid ; — du thé chaud ; — du lait froid ; — du vin blanc et de l'eau glacée.

Tous les fruits frais et un peu sucrés rafraîchissent.

Que boire au café en hiver ? dit l'alcoolique ; il n'y a rien de réchauffant en dehors des boissons alcooliques. Voici la réponse :

Café chaud ; — lait chaud ; — café au lait chaud (café crème) ; — chocolat à l'eau ou au lait (bavaroise) ; — vin rouge chaud et sucré ; -- infusions aromatiques (thé, camomille, houblon, eucalyptus, menthe).

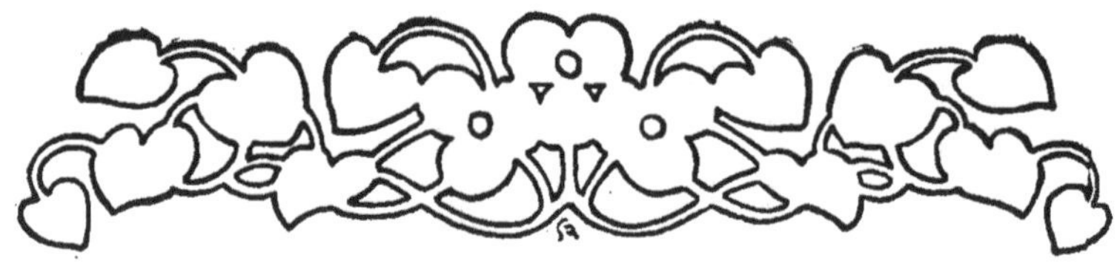

XIII. — La mort de l'ivrogne.

IL demandait son pain de porte en porte. Chaque sou qu'il pouvait tirer de la pitié ou de la crédulité de ceux auxquels il s'adressait était dépensé suivant la vieille habitude. Une année passa sur sa tête : le toit

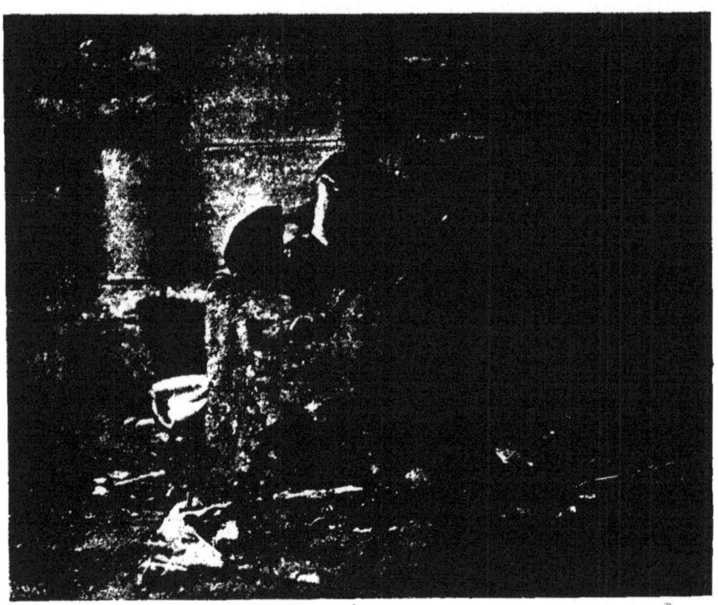

Le Sommeil de l'ivrogne.

d'une prison était le seul qui l'eût protégé pendant plusieurs mois. Il dormait sous les arches des ponts et dans les carrières, partout où il pouvait trouver quelque chaleur ou un abri contre le froid et la pluie. Mais

dans le dernier degré de la pauvreté, de la misère, du
dénuement, il était toujours ivrogne.

A la fin, par une nuit glaciale, il s'affaissa sur la marche d'une porte, affaibli et souffrant. La caducité pré-
coce du vice l'avait attaqué jusqu'aux os. Ses joues
étaient creuses et livides, ses yeux caves et leur regard
obscurci. Ses jambes tremblaient sous son poids; un
froid frisson agitait ses membres.

La pluie tombait lourdement sur lui; le froid et la
faim le rongeaient au cœur. Il se leva et traîna quelques
pas plus loin ses faibles membres. La rue était silen-
cieuse et vide; les quelques passants qui la traversaient
à cette heure tardive faisaient hâte et la voix trem-
blante de l'ivrogne était perdue dans la violence de
l'orage. De nouveau un mortel frisson pénétra son corps
et il lui parut que son sang se glaçait dans ses veines.
Il se tapit dans l'encoignure d'une porte et essaya de
dormir. Mais le sommeil avait fui de ses yeux hagards et
fiévreux.

Il souleva la tête et regarda la longue rue sombre. Il
se souvint que des réprouvés comme lui, condamnés à
errer jour et nuit dans ces terribles rues, étaient devenus fous par suite de leur isolement. Il se rappela avoir
entendu dire, beaucoup d'années auparavant, qu'un
malheureux sans abri avait été trouvé une fois dans un
coin solitaire, aiguisant un couteau rouillé pour se le
plonger dans le cœur, préférant la mort à cette éternelle
et pénible course sans but. En un instant, sa résolution
fut prise; ses membres reprirent une nouvelle force; il
s'élança rapidement de son coin, et, sans reprendre
haleine, atteignit le bord de la rivière.

Il se traîna jusqu'aux degrés de pierre qui conduisent
du commencement du pont à la berge. Il descendit avec
précaution et s'arrêta sous l'arche sombre du quai de
débarquement.

La rivière était haute et l'eau arrivait à ses pieds. La
pluie avait cessé, le vent était apaisé, et tout était pour
le moment silencieux et tranquille — si tranquille que

le plus faible bruit de la rive opposée, le clapotis même
de l'eau contre les barques qui y étaient amarrées,
arrivait distinctement à son oreille. Le courant glis-
sait languissamment et paresseusement. Des formes
étranges et fantastiques s'élevaient à la surface et lui
faisaient signe d'approcher; des yeux profonds et bril-
lants surgissaient de l'eau et semblaient railler son
hésitation, tandis que derrière lui de sourds murmures
le poussaient en avant. Il recula de quelques pas, prit
un court élan, et, d'un bond, désespéré, s'enfonça dans
la rivière.

Cinq secondes ne s'étaient pas écoulées qu'il reparut
à la surface; mais, dans ce court espace de temps, quel
retour s'était accompli dans ses pensées et ses senti-
ments! La vie! La vie sous n'importe quelle forme :
pauvreté, misère, extrême besoin; tout plutôt que la
mort. Il se débattit, lutta contre l'eau qui se refermait
sur sa tête et râla dans les affres de la terreur. Le bord!
— rien qu'un pied de terre ferme — il atteignait presque
la rive. Une brasse de plus et il était sauvé — mais le
flot le porta en avant, sous les arches du pont, et il
coula au fond de l'eau.

A ce moment de suprême péril, toutes les fautes de sa
misérable existence repassèrent devant ses yeux. Il se
revit, étudiant, dépensant au café, en innombrables
bocks, l'argent que ses parents lui envoyaient, au prix
de grandes privations, pour faire de leur enfant, brillant
élève dans ses classes, un heureux de ce monde. Refusé
à ses examens parce que son cerveau était toujours
troublé par les vapeurs d'alcool, ayant perdu son père,
dont la déception à son sujet avait abrégé les jours, il
s'était fait commissionnaire; mais, là encore, il faut de
l'intelligence, de l'ordre, de l'exactitude, et l'homme qui
boit n'a aucune de ces qualités. Alors il était descendu
à l'état de manœuvre, avait conduit des fiacres, puis
avait aidé au déchargement des bateaux; mais, la force
physique étant à son tour disparue, lui, auquel on avait
autrefois présagé un bel avenir, il avait mendié!

Une fois encore, le flot le ramena à la surface. Pendant un instant, un court instant, les maisons sur les bords de la rivière, les lumières du pont sous lequel le courant l'avait porté, l'eau noire et les nuages au vol rapide lui apparurent distinctement. Des flammes brillantes montèrent de la terre vers le ciel et tournoyèrent devant ses yeux pendant que l'eau bourdonnait dans ses oreilles et l'étourdissait; puis il disparut tout à fait.

Une semaine après, le corps, masse informe et défigurée, fut rejeté sur le rivage quelques milles plus bas. Sans avoir été ni reconnu, ni plaint, le malheureux fut porté à la tombe.

Si nous entendions dire des Orientaux qu'ils boivent ordinairement d'une liqueur qui leur monte à la tête, leur fait perdre la raison et les fait vomir, nous dirions : quels barbares !

LA BRUYÈRE

L'alcool fait plus de ravages que la peste, la famine et la guerre.

GLADSTONE.

PRENDRE DES APÉRITIFS AVANT SES PRINCIPAUX REPAS C'EST S'OUVRIR L'APPÉTIT AVEC UNE FAUSSE CLEF.

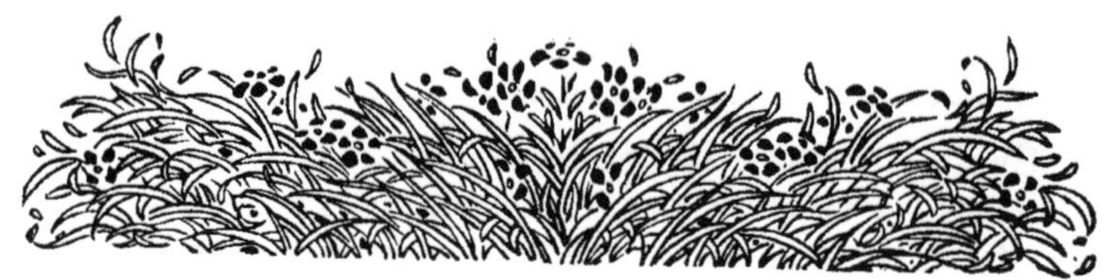

XIV. — **Statistique.**

La France est le seul pays du monde où la consommation de l'alcool va **croissant**; dans tous les autres, elle a **diminué** depuis vingt-cinq ans (*tableau*, p. 89).

Comparaison de la consommation de l'alcool, par habitant, de 1875 à 1901 :

	FRANCE.	ANGLETERRE.	RUSSIE.	SUÈDE.	ALLEMAGNE.
1875	2,82	3,34	5,00	6,00	9,00
1900	4,88	2,80	3,20	3,20	4,50

Le tableau et la figure donnent la consommation annuelle en litres **d'alcool pur** par habitant. Ne pas oublier que cette dénomination d'habitant comprend même l'enfant qui vient de naître.

La consommation a presque diminué de **moitié** dans les autres nations, elle a augmenté de près du **double** chez nous.

En 1900 on a bu, en France, près de **600 millions** de litres d'eau-de-vie.

Encore convient-il de dire que ces chiffres sont plutôt inférieurs à la réalité, car la quantité d'alcool retiré par les bouilleurs de cru de leur récolte (vin, cidre, fruits) n'a pu être estimée que d'une façon très approximative, cet alcool ne payant aucun droit. Il faut ajouter que l'alcool en question, étant distillé dans des appareils très primitifs, contient souvent une forte proportion de substances particulièrement nuisibles,

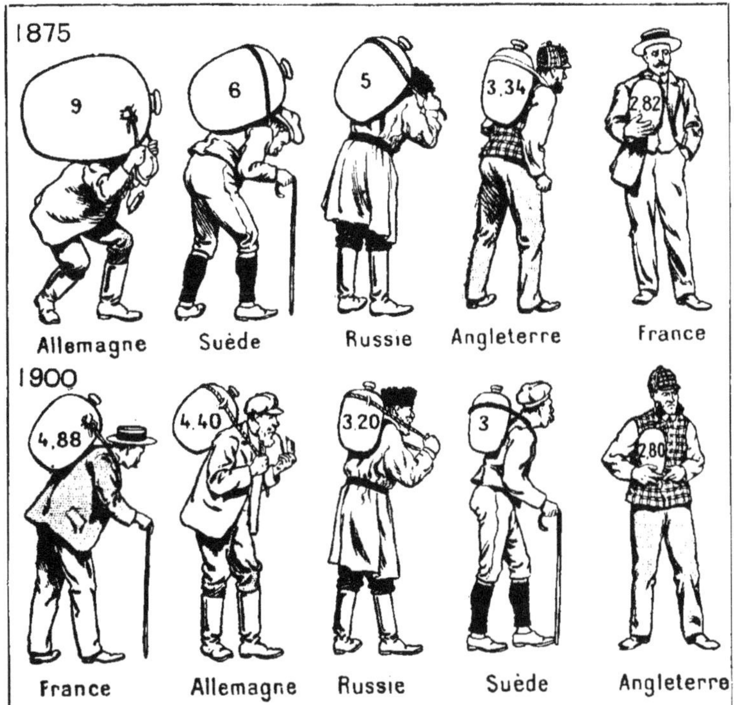

Le chiffre indiqué sur la dame-jeanne portée par chaque individu représente la consommation annuelle moyenne, en litres, par habitant en 1875 et en 1901. La charge de la France était la plus légère il y a vingt-cinq ans ; elle est aujourd'hui la plus lourde.

II. — CONSOMMATION DE L'ABSINTHE
ET DES LIQUEURS
FAUSSEMENT APPELÉES APÉRITIVES ET DIGESTIVES.

La consommation des liqueurs et des absinthes a plus que décuplé pendant les dix dernières années.

Pour l'absinthe, la plus dangereuse de toutes les boissons distillées, nous avons peu d'imitateurs et on a fait la triste constatation suivante : « Le nombre de litres d'absinthe bus dans les pays étrangers est proportionnel au nombre des Français qui y habitent. »

III. — ACTION DE L'ALCOOLISME SUR LA MISÈRE.

Sur 100 mendiants, 80 sont alcooliques.

Sur le banc représenté dans la gravure ci-dessous sont réunis un ouvrier, un paysan, un bourgeois ; l'alcoolisme, en détruisant l'intelligence, l'ordre, l'amour du travail,

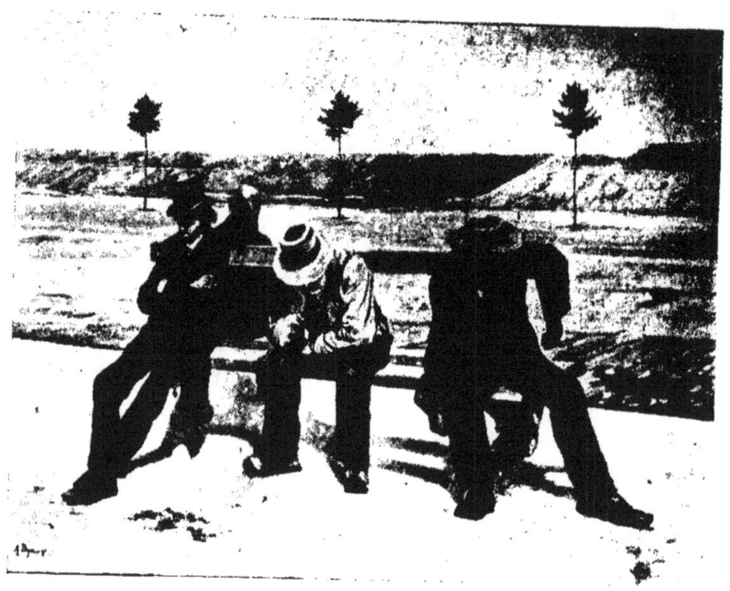

Le Banc de misère. — Tableau de DEPRÉ.

la force musculaire et l'habileté des doigts, amène la misère dans toutes les classes de la société.

Le misère est une des causes les plus fréquentes des **suicides**, dont le nombre s'est considérablement accru depuis dix ans, notamment dans les départements où l'alcoolisme est très répandu.

Sans foyer, il n'y a pas de famille, sans famille, pas de morale, sans morale, il n'y a ni société ni patrie.

J. SIMON.

IV. — ACTION SUR LA PROPAGATION DE LA PHTISIE.

La phtisie tue plus d'individus en France que dans tous les autres pays. Cette mortalité va en croissant, et les régions où l'alcoolisme est très répandu comme la Bretagne, la Normandie, le Pas-de-Calais, sont particulièrement frappées.

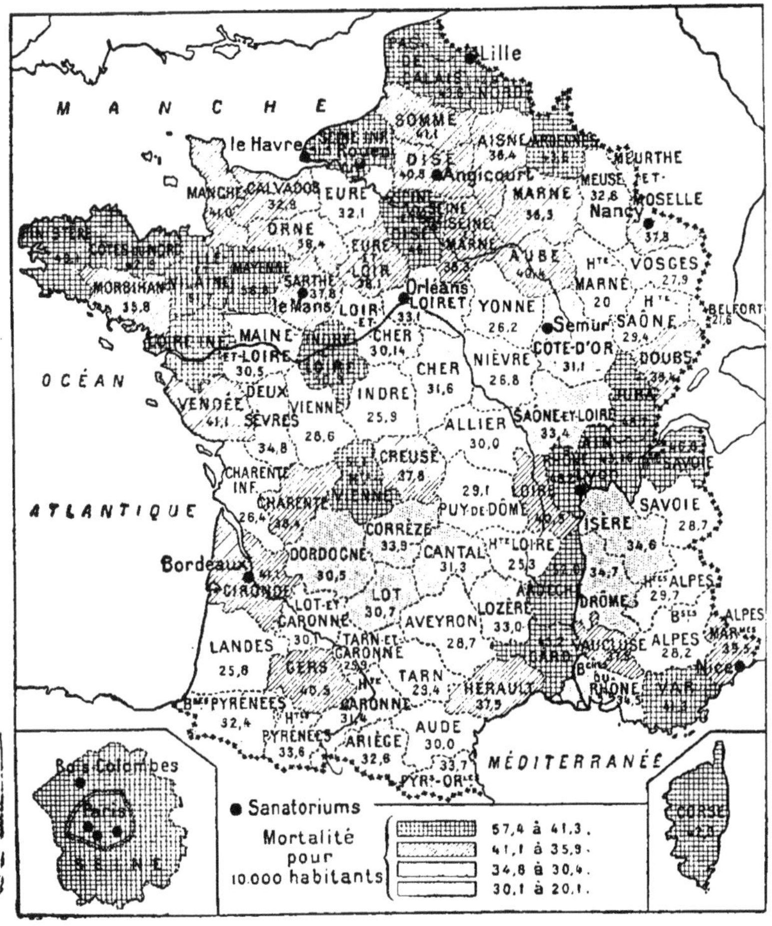

Carte de la répartition de la phtisie, publiée
par l'*Œuvre antituberculeuse*.

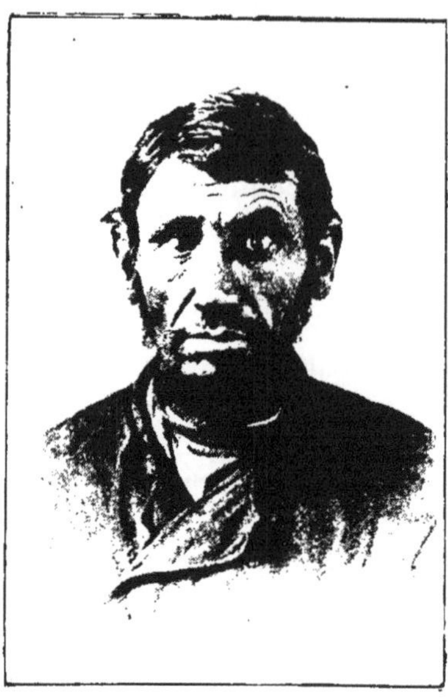

Alcoolique.

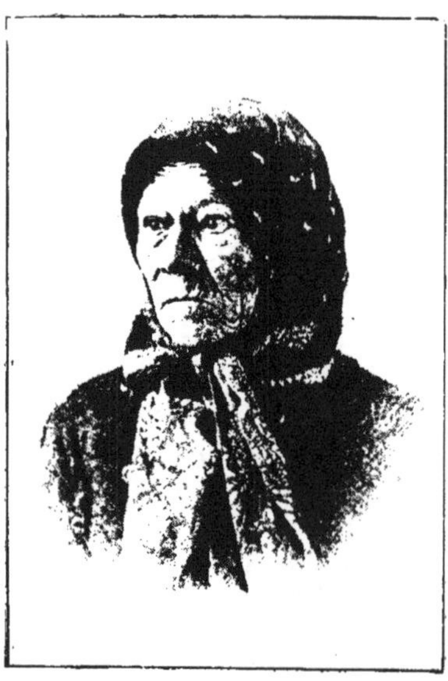

Femme alcoolique.

V. — ACTION SUR LES DÉLITS ET LES CRIMES.

L'alcool est le pourvoyeur des prisons. « Il est exceptionnel qu'un voleur ou un assassin ne soit pas un alcoolique ».

Le dimanche et le lundi sont les deux jours où se produisent le plus d'arrestations parce que ce sont ceux où l'on boit le plus.

Les crimes et les délits s'élèvent en proportion presque mathématique de la consommation de l'eau-de-vie.

En voici la preuve :

Il y a un condamné pour 138 habitants dans le département où on boit le plus (Seine-Inférieure) et où il existe le plus de débits par habitant (1 pour 88).

Il n'y a qu'un condamné pour 1504 habitants dans la Creuse, un des départements où l'on boit le moins et où il y a le moins de débits (1 pour 132 habitants).

VI. — ACTION SUR LA MORTALITÉ.

Dans les Landes, où l'on boit peu d'alcool, la mortalité est de **18** par 1 000 habitants. Dans la Seine-Inférieure, où l'on en boit beaucoup, la mortalité est la plus *forte* de toute la France : **27** par 1 000 habitants, soit *un tiers* de plus que dans les Landes.

La Seine-Inférieure est également le département où meurent le plus d'enfants de moins d'un an. Ce résultat est dû à l'action de l'alcoolisme sur l'*hérédité*.

Chaque année un grand nombre d'individus succombent dans notre pays à une mort foudroyante à la suite d'excès.

Par contre, il est si bien constaté que la tempérance augmente la durée de la vie humaine, que les compagnies anglaises d'assurances sur la vie font payer des primes beaucoup plus faibles aux tempérants parce qu'ils savent que ceux-ci les payeront pendant beaucoup plus d'années.

❖❖❖❖❖❖❖❖❖❖❖❖❖❖❖❖❖❖❖❖❖❖❖❖❖❖❖❖❖❖❖❖❖❖❖❖❖❖❖

❖❖❖ *L'alcoolique creuse sa fosse avec ses petits verres.*

❖❖❖ *Un vice coûte plus cher à entretenir qu'une famille.*

Jules SIMON.

❖❖❖ *Buveur gris voit trouble et tombe, buveur ivre voit rouge et tue.*

TEMPÉRANCE, AISANCE ;

ALCOOLISME, PAUPÉRISME.

XV. — **Fables**.

L'ALCOOLIQUE.

Le toqué qui là-bas marche en gesticulant
Est un alcoolique. Il a tout doucement
Imbibé ses tissus de la liqueur funeste,
Et maintenant, hélas ! voilà ce qu'il en reste,
C'est un bocal vivant. Il est sursaturé ;
Dans son cerveau scléreux (¹), dans son foie induré (²)
On pourrait pratiquer des coupes fantaisistes
Et les vendre au détail à des histologistes (³).
Il aima trop l'absinthe ! Et maintenant la nuit
Il voit le long des murs, noirs et rampant sans bruit,
Des insectes hideux, des rats, des scolopendres
Et d'immondes serpents aux sinueux méandres (⁴).
Dans les jambes, il sent des chocs, des soubresauts,
Il a des cauchemars, il s'éveille en sursauts.
Il tombe dans des trous et dans des précipices ;
Et ces rêves affreux sont tous autant d'indices
Qui viennent révéler, comme un fer rouge au front,
Cet empoisonnement formidable et profond.
Si cependant, malgré ces stigmates sans nombre,
Dans ce tableau si clair il restait un peu d'ombre,
Ce doute bien léger disparaîtrait soudain.
Pour ne plus revenir, en regardant sa main
Qui, les doigts écartés, bien que puissante et forte,
Tremble au bout de son bras comme une feuille morte.

J.-L. FAURE.

(*L'Épopée de Bicêtre.*)

(¹) **Scléreux**, se dit des tissus fibreux, cartilagineux et osseux. qui sont les plus durs de l'organisme. Ici on veut indiquer que la matière cérébrale s'est durcie. — (²) **Induré**, rendu dur. — (³) **Histologiste**, qui s'occupe de l'étude des tissus organiques. — (⁴) **Méandres**, Sinuosités d'un cours d'eau, d'un sentier, etc.

LA MORT CHOISISSANT SON PREMIER MINISTRE.

La Mort, reine du monde, assembla certain jour
    Dans les enfers toute sa cour.
Elle voulait choisir un bon premier ministre
Qui rendit ses États encore plus florissants.
    Pour remplir cet emploi sinistre
Du fond du noir Tartare avancent à pas lents,
    La Fièvre, la Goutte et la Guerre :
    C'étaient trois sujets excellents ;
    Tout l'enfer et toute la terre
    Rendaient justice à leurs talents.
La Mort leur fit accueil. La Peste vint ensuite,
On ne pouvait nier qu'elle n'eût de mérite ;
    Nul n'osait lui rien disputer,
Lorsque de la Famine arriva la visite
Et l'on ne sut dès lors qui devait l'emporter ;
    La Mort même était en balance.
    Mais les Vices étant venus ;
    Dès ce moment la Mort n'hésita plus :
    Elle choisit l'Intempérance.

FLORIAN

LE CABARET.

. . . .

    On devrait lire sur la porte :
    « Passant, ne franchis pas ce seuil,
    Car de ce lieu-ci l'on n'emporte
    Que déshonneur, misère et deuil. »

    Ne pénètre pas dans cet antre,
    On y perd le corps et l'esprit :
    Intelligent et brave on entre,
    Et l'on sort stupide et flétri.

    Si tu veux rester honnête homme,
    Résiste à l'attrait du poison,
    Car ce bouge-ci n'est, en somme,
    Que l'école de la prison !

STANISLAUS.

TABLE DES MATIÈRES

Paris. — Imp. Larousse, 17, rue Montparnasse.

www.ingramcontent.com/pod-product-compliance
Ingram Content Group UK Ltd.
Pitfield, Milton Keynes, MK11 3LW, UK
UKHW031835170726
13836UKWH00004B/1706